米晶子济世良方

米晶子 编著

黄中宫道观 修订

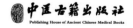

中医古籍出版社
Publishing House of Ancient Chinese Medical Books

图书在版编目（CIP）数据

米晶子济世良方 / 米晶子编著；黄中宫道观修订. —北京：中医古籍出版社，2021.11（2022.9重印）

ISBN 978-7-5152-2283-7

I. ①米… II. ①米… ②黄… III. ①验方－汇编－中国－现代 IV. ①R289.5

中国版本图书馆CIP数据核字(2021)第020998号

米晶子济世良方

米晶子 编著　黄中宫道观 修订

责任编辑	张磊	
装帧设计	今亮後聲 HOPESOUND 2580590616@qq.com · 郭维维	
出版发行	中医古籍出版社	
社　址	北京市东城区东直门内南小街16号（ 100700 ）	
电　话	010-64089446（总编室）010-64002949（发行部）	
网　址	www.zhongyiguji. com. cn	
印　刷	三河市中晟雅豪印务有限公司	
开　本	787mm×1092mm 1/16	
印　张	16	
字　数	160千字	
版　次	2021年11月第1版　2022年9月第6次印刷	
书　号	ISBN 978-7-5152-2283-7	
定　价	72.00元	

出版说明

1.本书系米晶子（张至顺道长道号米晶子）在八十多年学医行医以济贫苦的过程中，记录摘抄所汇的古今验方、民间偏方集成。文中多沿用古方，中药名多以民间俗称记载，文中保留原貌，在附录部分列有药名对照表，以利读者阅读查找。由于摘引的诸家著述年代不同，所用方药剂量单位亦不尽相同。在书末附录有不同年代的剂量单位换算方法，方便读者查阅。

2.行文中涉及方药的服用时，常会提及"付"和"服"。付、服过去混用，今以服为正。一服药如同集团军作战，是一套完整的系统，包含治疗中使用的诸味方药，君臣佐使，各司其职。而一服药熬好后，可分若干次服用。

3.书中所录多为古方，若读者了解所用词语之原意，而非用现代之语意去解读，则更易接近古圣先贤之本心。极易引起误解的，在文中加了注解。

4.本书是专业中医师和中医爱好者参考用书，读者不可按图索骥，简单对症下药。行医治病，成则救人济世，败则伤身害命，是极其紧要的事。书中都是道长用过、多有效验的方药，但需医者医理明晰，药理透彻，方可取效。

5.时代不同，病亦有别。病名相同，病因未必一样。即使同一味药，所产地域不同，气味归经亦有变化，况每一求医问药之士，当时当地之状况更有不同。选用何方，药量增减，皆需读者谨慎明辨。

序

　　本书整理自张至顺道长（道号米晶子）八十余年习医的医方笔记。原手稿已于 20 世纪 80 年代失窃，幸有弟子许理慧道长手抄稿一份，良方得以留存。

　　师常言：富人害病是害财，穷人害病是害命。

　　师因幼年家破，财尽人散。一日，母病，腹痛甚急，无钱延医。师与弟兄三人，跪叩乡医门前，恳求为母看病。然医婆不予理会，自顾卧榻吸烟。三人从旦至夕跪求终日，后得医婆之子劝促乃行。婆至师母前，以针取尺泽、委中，血出而痛止。师感之亦痛之，誓愿学医，救济贫苦。时年十三，家贫无以为学，唯此愿心感应，乃得机缘，渐入医门。学习诸家针灸、按摩、本草、脉法，及内、外、儿、妇各科医理，制备丸散膏丹，施治周济于内外，多有效验。

　　师尝言，医之为学，理从内难，方从《千金》，药本《纲目》，脉从《濒湖》，兼历代诸家医术方论，以理明效实为取法。

　　本书所载方药，皆道长八十余年行医学医，记录摘抄所汇，有源自《本草纲目》《千金要方》《医林改错》等诸家著述，亦有道门同修、各地乡医感师之普济而无所取，所赠家传秘方。

　　而今网络信息发达，举指之间，可得天下诸方。遥想师时，方书难觅，明医难遇，告求不得。孤灯暗烛，片纸涩墨，一方一药，点滴所汇，保存至今，更来之不易。此间求方问药之艰难困阻，摘录整理之用心良苦，非常人可知也。

人生于天地间，气运所感，心性体质各异。常有外症相似，而内之气机虚实错杂，病机顺逆异于常者。是书所载之方药，需医者明辨，切勿只按病索方，轻率用之。书内或一症有验方多个，或一药医不同病症，亦同病异治、异病同治之法，当因人因病，辨证制宜。

师言，医之功可谓大矣哉，可以疗疾、养生、利人、济世，于修行者，亦入世之门径，积功累德，利益苍生。

是为序。

《米晶子济世良方》编辑小组

癸巳年二月初三

再版序

大道恒久，时光荏苒。不觉间，恩师张至顺道长已登真五载有余。

为延续师父之志，弘扬道家文化，我们决定将师父的三本著作《炁體源流》《八部金刚功》和《米晶子济世良方》校订完善后再版，同时将《八部长寿功》总结成文，与《八部金刚功》联璧出版。

其中，《炁體源流》是本门修炼丹道的根本经典，书中汇集了《道藏》中最上层丹法的修行精华方法。有志修道成真者，可以相互参学。此次再版补充了小部分内容，增加了师父的部分修行笔记。希望能为同修道友在修行上提供帮助，使大家可以更好地学习和体悟大道。

八部金刚功是疏通经络、祛病养生之功法。古人于山中修行，山中多寒湿，且饮食难全，易生疾病，此功法本是祖师传与山中道人强身健体之功法。相传为张紫阳真人所创，历代祖师秘传口授，不曾外传。师父见现代社会难治之病越来越多，十分心痛，故将此功法公布于世。八部金刚功讲究呼吸自然，不用意念，五指并拢，方拳握紧，全身放松。

八部长寿功是静功的基础，是辅助丹功炁体运行的内经功法，与金刚功一刚一柔，一阴一阳，互为倚衬，相互结合，共同练习，其效不可尽述。

《米晶子济世良方》是师父行医时所保存的行之有效的医方，其中既有出于诸家著述之方，也有道门同修、各地乡医感师之普济而无所取，赠予的家传秘方。此次再版，在原版的基础上增加了师父过去常用的清代王清任《医林改错》中的方剂，供有需要的人和有志于从医及有一定中医基础者研究学习，书中药方中的药名、药性及用量都沿用以前师父的记录。由于现代人与古人的语言、环境差异，再加上现代药材的制作变化，药方的功效及实用性都有可能发生了改变，希望读者多多留心注意这一点。

借此次再版的机会，特别感谢参与黄中宫建设和各地自发推广金刚长寿功的善信道友，以及在《炁體源流》《八部金刚功·八部长寿功》《米晶子济世良方》的出版、再版、校订工作中对我们鼎力支持的十方善信，感恩大家的一路相伴同行。

诚心学道修真者当精进修行，自有祖师护佑。

辛丑年二月十五日

全真龙门派第二十二代许理慧（号文极子）书于黄中宫

目　录

头面部

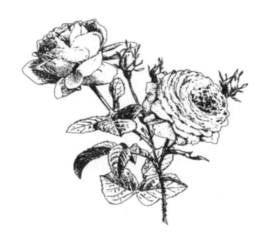

头　部

【肾水不足，邪火上冲，头似痛非痛】

处方：熟地一两　玉竹一两　山萸肉四钱　真山药四钱　元参三钱　川芎二钱　当归三钱　五味子三钱　麦冬三钱

水煎服。

【偏正头风顶上痛】

属厥阴经头痛。

处方：川芎一钱　川羌活三钱　藁本三钱　芸香三钱　细辛一钱　薄荷三钱　银胡①三钱　甘草一钱

水煎服。

又方：细辛一钱　蔓荆子二钱　辛荑二钱　当归五钱　川芎一钱　水煎服，三服立愈。

又方：用针灸法，左痛针刺左迎香穴，右痛刺右迎香穴，左右皆痛，左右迎香穴同刺，立愈。

---

① 银胡：即银柴胡。

【偏正头风】

处方：香白芷炒，二两五钱　川芎炒　甘草炒　川乌头半生半熟研末
各一两

每服一钱，细茶、薄荷汤调下。百药不治，一服便可，天下
第一方也。

【偏头痛或左右皆痛】

属少阳证头痛。

处方：川芎二钱　白芍五钱　郁金二钱　柴胡三钱　香附三钱　芥
子三钱　白芷三钱　甘草一钱

水煎服，一服立愈。

又方：白芷三钱　天麻二钱　防风三钱　荆芥三钱　水煎服。

【一切头痛】

处方：川芎五钱　荆芥四钱　白芷二钱　甘草二钱　羌活二钱　防
风三钱　细辛二钱

共细末，每服二钱，早晚清茶送下，准好。

又方：川芎、白芷、石膏各等分，共为细末，早晚清茶送下。

【男女一切头痛】

处方：荆芥三钱　防风三钱　山栀子三钱　桔梗三钱　羌活三
钱　川芎二钱　薄荷二钱　甘草二钱　胡连三钱　细辛二钱

水煎服。

【头痛】

方名：血府逐瘀汤

处方：当归三钱　桃仁四钱　红花三钱　枳壳三钱　赤芍三钱　柴胡四钱　甘草二钱　桔梗三钱　川芎一钱半　牛膝二钱　生地黄四钱

注：须查患头痛者，无表症、无里症、无气症、痰饮等，忽发忽好，百方不效，用此方一剂而愈。

出处：王清任《医林改错》。

【头风】

处方：川芎一两　天麻一两　川乌一两，浸泡，刨去皮，捣碎，炒黄

　　　　上药为细末，每服二钱，茶调下，薄荷更佳。

【秃疮良方】

处方：苦陈皮（要细白皮）三两

　　　　瓦上烘干，为细末，香油调，搽数日。

【偏头风方】

处方：夏枯草四钱　白芷三钱　芥穗三钱　苍耳子八钱　川芎二钱　细辛一钱　防风三钱　薄荷三钱　辛荑三钱　生黄芩三钱　柴胡三钱　生甘草三钱

【头发脱落】

方名：通窍活血汤

处方：麝香五厘，绢包　桃仁四钱，研泥　红花四钱　大枣七个，去

核 老葱三钱，切碎 鲜姜三钱，切碎 川芎二钱 赤芍三钱 黄酒半斤

煎三次，药汁倒在黄酒内，然后麝香用绢包好，放在黄酒内再煎，熬六七沸，早晚空心服，喝三次。

注：赤芍发散，白芍收聚，入肝经。此方亦治眼痛白珠红、鼻子臭、糟鼻子、年久耳聋、牙疳、出臭气、妇人干劳、男子劳病、交节病作、小儿疳症。

出处：王清任《医林改错》。

【白发转黑】

单方：轻粉十克，好醋为引，调匀。临睡时，涂在头发上，用毛巾敷盖，早上取开，全发变黑色。海螵蛸、何首乌各十五克，青黛十克，水煎服，三剂痊愈。

【脱发】

处方：生香油、桑叶，煎水，去渣，洗头。

【少年白头】

处方：黑芝麻、制首乌，做成小丸，每服六克。

【血热脱发】

单方：熬大米稀饭快熟时，放点熟黑芝麻，再加点冰糖，经常吃。

【头屑干洗方】

处方：藁本、白芷等分，为末，夜搽旦梳，垢自去也。另，桑白皮同柏叶，沐发不落。

【读书易记方】

处方：远志、益智仁各十五克，桂圆肉三十克，研末，蜂蜜糖炼为丸，手指大。每次服三丸，每日二次（记忆力日渐增强）。

又方：蜂糖一钱 鸡蛋白一个，调匀，冲水服。每天早上一次，连服七天后，可以增强记忆力。

出处：李光明传。

【头晕眼花、手发胀、血压偏低、心内闷有郁气】

处方：炙黄芪二十克 赤芍十二克 防风九克 山萸肉十二克 柴胡十二克 羌活九克 山药九克 牡丹皮六克 熟地十五克，补肾水 川芎三克 当归十二克 生甘草六克，能泄火

【经年头痛】

处方：家槐花晒干研细末，煮熟鸡蛋蘸吃，喝黄酒发汗。

【血虚白发】

处方：制首乌、熟地黄各十五克，水煎服。

又方：制首乌十五克、生地黄三十克（酒洗），开水冲，代茶常饮。

面　部

【 紫印脸、青记脸黑如墨、白癜风、紫癜风 】

方名：通窍活血汤

处方：见头部【头发脱落】条"通窍活血汤"。

【 紫白癜斑 】

处方：贝母、天南星等分，为末，生姜带汁擦之。

又方：贝母、干姜等分，为末，如澡豆，入密室中浴擦，得汗为妙。

【 脸上眼下瘢点 】

处方：白术二百克，用白米醋浸泡七到十天，一天擦三次。

【 口眼歪斜 】

方名：和血息火汤

处方：升麻三钱　当归五钱　黄芪五钱　防风三钱　秦艽三钱　白芷三钱　桂枝三钱　天花粉二钱　甘草二钱　麦冬三钱　玄参五钱　　煎服，五剂见轻，九剂可愈。

针法：用针刺颊车、地仓、百会、水沟、承浆，先泻后补。

眼眉部

【暴发火眼及云雾症】

处方：硼砂三钱　枯矾二钱　胆矾三钱　明矾二钱　冰片二钱　炉甘石三钱　黄连三钱

共为细末，点眼即愈。

又方：当归尾　红花　胆矾　炉甘石各三钱

把药装在白布口袋内，用冷开水冲之，药色下沉即洗眼，三次立愈。

又方：梅片[①]、元寸[②]、牛黄、硼砂、珠子[③]、琥珀各一钱，炉甘石三钱，共为细末，用纸卷药点眼，三四次即愈。

【各种火眼】

处方：明矾、胆矾、乌梅、川椒各三钱，雄鸡胆一个，新针七支，铜盆一个，开水三碗。把药同下盆内盖好，放热炕上，七天后取出。用纸过滤，将药水存入瓶内，点眼。病情最重者，三五次即愈。

【眼伤、眼流水】

处方：当归身四钱，酒洗　白芍四钱　川芎二钱　生地黄四钱　杭白

---

① 梅片：即天然冰片。
② 元寸：为麝香别名。
③ 珠子：为珍珠别名。

芍三钱　天花粉二钱半　防风三钱　牡丹皮三钱　青葙子二钱　枸杞子三钱（眼流水不用）　竹叶为引，水煎服。

【前额连眉棱骨疼痛】

属阳明证头痛。

处方：防风十二克　羌活十二克　川芎三克　甘草三克　水煎服。

【目赤肿痛】

方名：息氛汤

处方：白芍三钱　白蒺藜三钱　菊花三钱　山栀子三钱　当归四钱　茯苓三钱　柴胡三钱　天花粉二钱　蔓荆子二钱　甘草一钱　决明子一钱

水煎服，服后洗三次，愈。

【眼内云雾症、白内障】

方名：太华山眼药膏（又名紫金锭）

处方：炉甘石一斤　月石①一斤　珊瑚三钱　玛瑙三钱　朱砂四钱　石决明三钱　绿豆粉四钱　上片②一钱　溪片二钱　炒片三钱　元寸二钱　共细末　光明草适量

熬膏为锭，赤金为衣，名退云散或紫金锭。

---

① 月石：为硼砂别名。
② 上片：为冰片别名。

【各种眼疾】

处方：黄连　黄柏　黄芩　蒙花　荆芥　防风各三钱　柴胡三钱　草决明三钱　木贼二钱　桑叶二钱　白芍花三钱　蚕沙一钱　甘草一钱　蝉蜕五分　浮风子三分　冰片一钱，后下　薄荷三钱半

用雪水泡药后，熬去渣，然后再下冰片。煎汤内服，也可收膏外用。

【眼中白翳、云雾胬肉】

方名：天师膏

处方：火硝一钱　广丹一钱，水飞　梅片五分

共细末，点眼，云翳即退。

注：此症现称白内障，白翳发展到最后，眼珠长一层黄白色物，看不见物。

出处：张三丰祖师传。

【风火烂眼】

处方：川连二钱　生炉甘石一钱　端阳陈艾二两

用小磨香油调匀，擦两夜，分块抹眼上。

【眼生异物、白雾症】

处方：青桐子花　酸枣仁　元明粉　羌活各一两

为末，每服三钱，日三服。

【眼痛、白珠红】

方名：加味止痛没药散

处方：没药三钱　血竭三钱　大黄三钱　朴硝二钱　石决明三钱

　　为末，分四服，早晚清茶调服。外科眼症，千古一方。

注：先服通窍活血汤（见头部【头发脱落】条"通窍活血汤"），
后服加味止痛没药散。

【眼病】

症状：外感风热毒邪，眼部微痒、流泪，暴盲，目赤肿痛，眼角
烂，眼睛少光，沙眼、红眼等。

处方：柴胡十五克　荆芥、升麻、防风各十克　法半夏、麻黄、白
菊花、甘草各六克

　　生姜、大枣适量为引，水煎服，三五次痊愈。

【男妇赤眼】

处方：赤眼十分重者，以三七根磨汁涂四周甚妙。米汤服一钱。

【暴赤眼痛】

处方：宣黄连，剉，以鸡子清浸，置地下一夜，次早滤过，鸡羽
蘸，滴目内。

【洗目仙方】

症状：双目失明。

处方：青皮五钱　皮硝五钱

煎水二碗，洗之有验。每日三次，辰、午、酉时各洗一次。

鼻 部

【鼻中流血】

方名：艾柏饮

处方：艾叶二钱　柏子仁钱半，去油　山萸肉三钱　牡丹皮二钱　生地黄三钱　白莲肉二钱，去心　真山药二钱　泽泻一钱　鲜荷叶一张，干者不用　水煎服，最重者二三服即愈。

又方：用灯芯一根，蘸清油，在少商穴（在大拇指内侧甲缝中）烧一下，左流烧左，右流烧右，双流俱烧，立止，再流再烧。若起泡者，刺破烧之。止后，再用艾柏饮，衄血最效。

又方：当归二钱　玄参一钱　柴胡四钱　贝母三钱　辛荑二钱　山栀子三钱，炒　水煎服，三五服可愈。

又方：取茨结芽根①，用根的白色一头，不拘多少，捣泥取水，加白糖，露天放置一夜，天亮喝，冲服立愈。

又方：用耕地牛鼻子上系的牛绳索②，取来束在腰内，流血立止。多束几日，病愈再去。

注：鼻中流血年久不止，或愈或不愈，最能杀人。

---

① 茨结芽根：又名七七芽，学名刺儿菜。
② 牛绳索：即牛缰绳。

【鼻中流血不止】

单方：用大红蒜，不拘多少，捣泥，敷足心内，其患自止。

出处：谢理恩道长传。

【鼻子流血】

处方：鲜生地、鲜柴胡，捣成水，加白糖。

【鼻子出血不止】

单方：用白纸一张，接流出的鼻血，在灯头上烧为灰，用井水冲服。

又方：当归二十克　玄参十五克　柴胡二十克　山栀子十二克　艾叶六克　牡丹皮九克　柏子仁十二克　山萸肉十二克　生地黄二十克　泽泻九克　真山药十二克　白连肉^①十二克　鲜荷叶一张　糖为引。

【鼻衄不止】

处方：津调白及末，涂山根上，仍以水服一钱。

【流鼻血】

治法：鸡冠花十克、侧柏叶十五克，或单用海带六十克，水煎服。

【红鼻子】

处方：用荆芥、防风、地骨皮、蛇蜕各等分，勤洗。

---

① 白连肉：即莲子心。

【糟鼻子】

处方：见头部【头发脱落】条"通窍活血汤"。

【鼻孔出血】

验方：左鼻出血向右耳吹三口气，右鼻出血向左耳吹三口气。

耳　部

【耳初肿痛】

处方：木鳖仁研细，水调，灌耳内，水热则换，以好为度。

【耳暗中出脓】

处方：槟榔为末，吹耳内，数次即愈。

又方：金枝荷叶滴耳中，数次即愈。

又方：黄连、冰片、人乳，用棉花包药，塞耳内，一日即愈。

【耳内流脓血】

方名：润胆汤

处方：玄参三钱　白芍三钱　当归四钱　天花粉一钱　紫苏二钱　山栀子三钱　石菖蒲二钱　煎服十剂，痊愈。

又方：麝香、梅片、胭脂各等分，为末，塞耳内，即痊。

又方：用生地汁滴耳内也可。

又方：枯白矾三钱 干胭脂二钱 元寸①二分 共细末，香油调和，滴耳中，可痊。

验方：地龙子焙干，少许冰片，两药共为细末，另用其母头发烧成灰，共细末，油调匀，滴入耳中，七天自愈。

【耳底疮】

处方：猪苦胆一个，内装白矾四两，阴干，共细末，存入瓶内，吹耳中，自愈。

【耳出脓水】

处方：蔓荆子 桑白皮 菊花 前胡 升麻 赤茯苓 赤芍 生地 木通 炙甘草各等分 水煎服。

【耳聋年久，不闻雷声】

方名：通气散

处方：柴胡一两 香附子一两 川芎五钱

共为末，早晚开水冲服三钱。

注：先服通气散，后服通窍活血汤（方见头部【头发脱落】条"通窍活血汤"）。

---

① 元寸：麝香的别名。

口舌部

【受蜈蚣毒，舌出不收】

验方：用公鸡血浸之，立愈。

【舌出血不止】

方名：解毒泻脾汤。

处方：牛蒡子　栀子　石膏　防风　黄芩　木通　苍术　生甘草各等分　水煎服，灯芯为引。

又方：用槐花炒，研末，擦之立止。

【舌肿硬】

舌下肿，生一二小舌，用针刺小舌出血。左右俱肝火、肺火、心火、脾火也。

处方：川黄连二钱　黄芩二钱　黄柏二钱　川军二钱　栀仁二钱　薄荷二钱　豆根三钱　僵蚕二钱　生地二钱　连翘二钱　寸冬①三钱　知母二钱　石膏三钱　生甘草一钱　水煎服，竹叶引。

【唇肿】

唇，脾也。脾气通达，则唇荣也。唇燥则干，热则裂，风则眴，寒则揭。肝怒则火旺，风热传脾也。脾有瘀热，则唇肿裂。

---

① 寸冬：为麦冬别名。

处方：银胡二钱　黄芩二钱　川黄连二钱　山枝子①二钱　当归二钱　川芎一钱　甘草一钱　升麻三钱

　　脾胃弱者则去芩、连，加白术、茯苓。

【 舌缩不语、舌根紫筋二条或如米珠 】

处方：用针刺破出血，再用生蒲黄末掺之，立愈。

【 破口流水疮 】

方名：千捶膏

处方：蓖麻子八钱　黄香②三钱　铜绿三钱　辛红③三钱　潮脑三钱

　　共捣为膏，贴于患处。

【 口漏久不收口，下巴颌底有洞不收口 】

处方：小茴香虫断成两节，用水点之即痊。

注：小茴香虫为茴香叶上面的虫，晒干，可治小孩留口水，细末放口唇内。

【 口烂症 】

处方：黄柏、党参各等分，为末，撒口内，自痊。

---

① 山枝子：为山栀子别名。
② 黄香：即松香。
③ 辛红：为银朱别名。

【烂口唇】

单方：三个鸡蛋，三两香油，一个鸡蛋用一两香油，把鸡蛋打碎于碗内，油熬好冲碗内。每晚服二三次，立效，新久皆治，除根。

出处：夏风德传。

【出臭气】

处方：见头部【头痛】条"血府逐瘀汤"、头部【头发脱落】条"通窍活血汤"。先服血府逐瘀汤，后服通窍活血汤。

【口臭】

处方：桂心[①]、细辛、陈皮各十五克，共研末，兑酒服十克，连服五天，痊愈。

牙　部

【虫牙方】

方名：一朝三至丹

处方：潮脑[②]、花椒、艾叶、川厚朴，用布包起，置旧瓦上，用茶盅盖上，烟熏生丹，将丹抹牙上，即愈。

---

① 桂心：即肉桂。
② 潮脑：为樟脑别名。

【 牙床出血、腐烂症 】

处方：连翘二钱　豆根三钱　银花三钱　花粉三钱　元参三钱　木通二钱　生甘草二钱　川黄连一钱　山栀子一钱　条芩①三钱

水煎服，灯芯引。

【 老人牙痛 】

处方：元参一两　生地一两　熟地一两

共细末，每服一钱，盐水引。

【 牙痛 】

单方：取一汤勺油放到锅内烧热，捏一点韭菜籽或葱籽到锅内，用茶杯扣上。取毛巾在耳上围成一圈，再把茶杯扣在毛巾上。

【 牙痛 】

右寸关脉洪、数、弦，肠胃有火也；久嗽尺脉洪，真火虚、肾虚，相火炎也。

处方：制川乌二钱　制草乌二钱　归尾三钱　丹皮二钱　生石膏二钱　生地三钱　升麻二钱　防风三钱　荆芥二钱　川黄连一钱

水煎服。

又方：硼砂一钱　潮脑一钱　老盐一钱　火硝一钱

共细末，咬牙上，即痊。

又方：白降丹。

---

① 条芩：为黄芩别名。

处方：荆芥　防风　灯芯　细辛　苏叶　薄荷　甘草各二钱　潮脑①三钱

　　用大茶盅一个，上盖三层纸，铜丝罗底放纸上，将药放罗上，潮脑放药上，火烧药降下丹，收存后备用。用时将药抹牙上，痛即止。

【牙痛】

处方：丹皮　青皮　细辛　防风　荆芥　石膏　生地　甘草各三钱

　　上门牙痛，心火，加黄连；下门牙痛，肾火，加知母、黄柏。

　　左侧上牙痛，胆火，加龙胆草、羌活；左侧下牙痛，肝火，加柴胡、山栀子。

　　右侧上牙痛，大肠火，加枳壳、大黄；右侧下牙痛，肺火，加桔梗；再用好松萝茶一撮、姜一片，水二碗，煎一碗，服一剂见功。

又方：丹皮一钱　石膏五钱　生地五钱　麦冬二钱　泽泻钱半　丹参五钱

　　前上牙痛，心火，加条芩、木通、灯芯；前下牙痛，肾火，加玄参、知母、黄柏；

　　左侧上牙痛，胆火，加青黛、苏叶；左侧下牙痛，肝火，加龙胆草、白芍、柴胡；

　　右侧上牙痛，脾火，加石膏、竹叶、玄明粉；右侧下牙痛，肺火，加桔梗、条芩、桑白皮；

---

① 潮脑：即樟脑。

注：凡所加之药各为一钱，若痛甚者，加倍用之亦可。

【牙痛】

牙痛有三种，其症状分析与治方如下：

（1）其痛势缓，日轻夜重者，是阴虚牙痛，骤发腮肿甚；

（2）牙痛时，头面皆肿，喝风时赤痛，是风火牙痛；

（3）牙痛时，其痛在一处，牙缝有脓或无脓，为虫牙痛。

1. 阴虚牙痛方

处方：枸杞子一钱　生地一钱　栗子二十个，捻粒去壳　精猪[①]肉四两　同药煮，熟食服下后自愈。或用附子敷足心亦可。

2. 风火牙痛方

处方：用生大黄末烧酒，调敷腮上。

又方：用丝瓜络[②]一条，内塞盐少许，火烧存性，研抹腮。

又方：石膏炒二钱　荆芥二钱　青皮二钱　柴胡二钱　生甘草二钱　升麻二钱　酒黄芩二钱　细辛一钱　防风二钱

灯芯引，水煎服。

方名：白降丹（外用）

处方：川乌　草乌　细辛　百部各一两　潮脑三两

用茶碗一个，上用白纸三层蒙口，用铜丝罗底盖纸上，罗上放药，药上放潮脑，火烧药降下丹，存瓶内。用时将丹药咬牙上，痛立止。

---

① 精猪：即配种公猪。
② 丝瓜络：又名吊瓜。

3. 虫食牙痛方

处方：用小磨香油四钱、雄黄二两，调和含口内，片刻吐出，再漱口，此方甚效。有人虫食牙痛不可忍，用此方而断根。

又方：五倍子为末，吹口内，虫食牙痛立效。

又方：莨菪子①焙黄，为末，另用旱烟叶按药末于烟锅内，用口吸烟，千万不可吸肚内为要，一次立愈。

又方：牙前子一酒盅，用纸卷药，蘸油，烧熏虫牙，虫出即愈。

【牙骨缝痛】

处方：枯矾为末，开水漱口，即愈。

【取牙方】

处方：草乌二钱　厚朴二钱　细辛二钱　川椒三钱

共为细末，每撒少许于牙上，其牙自落。

又方：茄子根，用马尿浸三日后，炒为细末，点牙根上，其牙自落。

【牙疳】

处方：服通窍活血汤，早服血府逐瘀汤（方见头部【头痛】条"血府逐瘀汤"），白日煎服黄芪八钱。

① 莨菪子：又名天仙子、牙痛子、小颠茄子、米罐子、熏牙子。

【前上牙痛】

因肾火、劳心过度、感冒、咳嗽所致。

处方：知母十二克　贝母十二克　冬花十二克　荆芥九克　薄荷九克　金银花九克　柴胡十二克　牛膝十二克　泽泻六克　生地十二克　麦冬九克　生甘草六克

水煎服。

【肾虚齿痛】

处方：甘松、硫磺等分，为末，泡汤漱之。

【日久肾虚牙痛】

处方：破故纸①二两，青盐半两，炒研擦之。

【风虫牙痛，上连头脑】

处方：破故纸半两（炒），乳香二钱半，为末擦之，或为丸塞孔内。

【齿衄】

因阳明风热、湿热、肾虚所致。

（1）除热

处方：防风、羌活、生黄连。

---

① 破故纸：又名补骨脂。

（2）清补

处方：人参。

（3）齿缝出血成条

处方：茯苓、麦门冬，煎服。

（4）上盛下虚

处方：服凉药益甚者，予六味地黄丸、黑锡丹。

【牙齿出血，动摇疼痛】

处方：蒺藜十克　三七六克

　　　共细末，淡盐水调药粉，内服。

胸腹颈项部

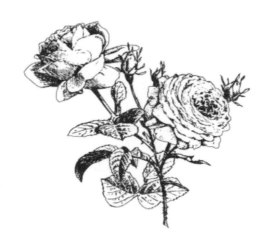

喉 部

【咽喉痛】

方名：破隘汤

处方：桔梗三钱　玄参三钱　花粉三钱　白芍五钱　柴胡二钱　麻黄一钱　豆蔻二钱　甘草一钱

　　水煎服。

又方：生地五钱　薄荷四钱　贝母四钱　丹皮四钱　菊花四钱　生甘草二钱　寸冬四钱　元参四钱

　　水煎服，饭后服之。

【单双喉蛾】

针方：用针刺破小舌根，出血立愈。小舌即是蛾头，喉中发蛾即是蛾翅，针头刺出血。

【咽喉十八种症】

处方：石膏一分　砂仁二分　山豆根一分　人中白一钱　玄明粉五分

　　共为细末，吹入咽喉内，即愈。

【七十二种咽喉症】

处方：用腊月八日雄猪苦胆一个，内装白矾，阴干，第二年去皮再换一个，第三年再换一个，阴干，再加冰片五分，共为细末，每用一分吹入喉内，立愈。

出处：谢理恩道长传。

【喉痒滴水不入】

处方：用屎爬牛 ① 一个，头放新瓦上焙干，为末，再加梅片少许，研末，吹入喉内，立愈。

出处：李至林传。

【食道癌】

症见水不入、粒米不进、咽喉疼痛等。

处方：牛黄解毒片。

单方：老萝卜头、茴香根，熬水送服。

项　部

【鼠疮气瘰，无名肿毒】

处方：银珠、樟脑、轻粉、雄黄、冰片各等分，先将雄黄、银珠、

---

① 屎爬牛：即金龟子。

轻粉三味放在膏药上，后放樟脑、冰片，用火点着，烧至药软可流，吹灭，推匀，贴患处，十天即愈。

【瘰疬未溃症】

处方：文蛤一个钻一孔，金头黄色蜈蚣一条研末，装进文蛤内，以纸封口，包七层纸，晒干，麦皮拌炒，纸黑为度。研细末，加麝香一分，陈醋调敷患处。破者为鼠疮，用绿云膏最效。

又方：桃仁　杏仁　麻子仁各七个　白及　轻粉各一钱

共为细末，香油调，搽患处。

【气瘰如石】

处方：四君子汤加贝母、桔梗、香附、陈皮等。

又方：柴胡三钱　决明二钱　当归四钱　夏枯草二钱　香附子三钱　川芎一钱　红花三钱　白芍三钱　甘草一钱　山甲一钱　僵虫①五分　黄芩三钱　水煎服。

又方：白芍一钱　白术一钱　陈皮二钱　甘草一钱　柴胡三钱　蒲公英二钱　花粉二钱　附片三钱　茯苓五钱　天冬五钱　葵花五钱水煎服。

【头上石疽，项左右气瘰疮】

处方：白术三钱　人参一钱　陈皮二钱　熟地三钱　川芎一钱　当归五钱　贝母一钱　香附二钱　白芍三钱　桔梗三钱　甘草一钱　姜

---

① 僵虫：又名僵蚕。

三片　枣二枚

水煎服。

又方：昆布一两半　海藻一两半　桔梗五钱　连翘四钱　广木香钱半

水煎服。

十四岁以下者减半。此方专治肿脖子瘟及连瘀带气喘、头昏、目突出、心跳、全身冷、少食病症。

胸　部

【痰喘、肺风、咳嗽、吐痰、气紧】

乃肺受风寒结紧所致。

单方：全鸡一只，去毛粪，内装生姜四两（将生姜切碎，再入鸡腹内）。取清香油四两（芝麻油最好），装入小锅内，鸡放入油中，锅口用小盆盖住。用麦草（或软草）三斤，细火烧，烧一半时，把鸡在锅内翻身，再烧，以熟为度。空心服食，其病自愈，不论新久症，无有不愈者。新症随患随用；久病者，交九冬至再用此方。三九内，每九天服一只，四服，百病自愈。

出处：河南省鲁山县四果树闫进福传。

【一切肺症病，气急喘咳等症】

单方：独头蒜七个，捣泥，放在大茶盅内，用麻纸糊口三四层，蒸煮，用细竹筒两根插入盅内，接鼻吸之，轻者二次，重者五次。

【肺咳嗽】

处方： 五味子三钱　当归五钱　陈皮二钱　白茯苓二钱　青皮二钱　川芎二钱　甘草二钱　贝母二钱　半夏三钱　冰糖二钱　杏仁一钱　桑白皮三钱

　　水煎服。每次饭后服，轻三重五，最重者十剂自痊。

又方： 玄参三钱　茯苓三钱　天冬三钱　麦冬三钱　苏叶二钱　贝母一钱　黄芩三钱　冬花二钱

　　煎服，三剂可痊。

【五劳七伤咳喘症】

处方： 侧柏为末，大枣二十个，当茶喝，常服即痊。

又方： 冰糖、杏仁各一两，水煎服。

又方： 炙麻黄三钱　橘红三钱　五味子钱半　炙甘草一钱

　　水煎服，早晚空心服，即痊。

【痰喘咳嗽】

处方： 白术三两　云苓二两　山药二两　七爪红①二两　法半夏二两　白果二两　紫油朴②二两　苏子一两五　莱菔子一两　冬花二钱　炙桑皮二两　紫蔻③二两　石膏二两　麻黄二两　甘草二两

　　以上共细末，炼蜜为丸，每服三钱，早晚开水冲服，小孩减半。

---

① 七爪红：为化橘红别名。
② 紫油朴：为厚朴的别名，是肉桂的最好的品段，吃着辣，有油。
③ 紫蔻：为姜科植物白豆蔻的干燥果实，其中个大饱满、壳薄无空皮、种皮呈暗棕色或灰棕色者，称为紫蔻，品质最佳。

出处：王世乔传。

又方：当归五钱　杏仁二钱　五味子三钱　川芎二钱　川贝母二钱　桑皮二钱　青皮二钱　甘草二钱　清半夏二钱　陈皮二钱　茯苓三钱　冰糖二钱

水煎服，忌烟酒百日。

【 胎前咳嗽 】

方名：清肺安胎饮

处方：知母二钱，炒　贝母二钱，去心　黄芩三钱　枳壳二钱　苏子二钱　桔梗二钱　元参二钱　寸冬二钱　茯苓二钱　甘草三钱　灯芯三分

水煎服。

【 各种咳嗽 】

妇女产前、产后咳嗽，皆可用。

处方：杏仁　紫菀　五味子　桑皮　天冬　桔梗　条芩　百合　川贝母　前胡　冬花　川朴　云苓　甘草以上各十二克

水煎服。

【 气喘咳嗽 】

处方：当归五钱　川芎一钱　川贝母二钱　陈皮三钱　桑皮三钱　青皮二钱　五味子三钱　甘草二钱　半夏二钱　茯苓三钱　杏仁三钱　冰糖二钱

水煎服，服药后三十分钟出汗，忌烟酒、辣性食物，忌食盐七天。

出处：李树祥传。

【伤力咳嗽症】

处方：白及三钱　藕节三钱　川贝母三钱　朱砂三钱

　　共为细末，分两次服，以白糖为引，开水冲服。

出处：李树祥传。

【伤力吐血劳症】

处方：蜜炙麻黄三钱　杏仁二钱　黄芩二钱　蜜双皮①二钱　炙半夏

一钱　石膏二钱　甘草一钱

　　水煎服，连服三剂有效。

【咳嗽】

　　　从来咳嗽十八般，只因邪气入于肝。

　　　胸膈咳嗽多加喘，胃嗽膈上有痰涎。

　　　大肠咳嗽三焦火，小肠咳嗽舌上干。

　　　伤风咳嗽喉多痒，胆嗽夜间不得安。

　　　肝风嗽时喉多痹，三因嗽时船上滩。

　　　气嗽夜间多沉重，肺嗽痰多喘嗽难。

　　　热嗽多血连心痛，膀胱嗽时气多寒。

　　　暴嗽日间多出汗，伤寒嗽时冷痰酸。

　　　此是神仙真秘诀，用心求取鸡鸣丸。

---

① 蜜双皮：为蜜炙桑白皮的别名。

方名：鸡鸣丸

处方：知母炒四两　阿胶四钱　故纸炒，四两　五味子四钱　桔梗五钱　人参五钱　陈皮一钱　炙马兜铃一钱　麻黄一两半　旋覆花一钱　甘草一钱　杏仁三钱　葶苈三钱　半夏三钱　桑皮二钱　贝母二两

共细末，炼蜜为丸，三钱重。每服一丸，乌梅、姜、枣引。

又方：知母　贝母去心　款冬花　杏仁去皮尖　阿胶面炒　葶苈　故纸炒　甘草　半夏　五味子　陈皮去白。橘红亦可　桔梗微炒　紫苏　天冬　人参以上各三钱　粟壳　旋覆花各二两

共细末，炼蜜为丸，如弹子大。每服三钱，乌梅、枣引。小儿每服四分之一丸。

【大寒气喘、咳嗽吐痰、得寒而重】

处方：小曲子（或发酒用的曲蛋子）一至两个，为末，成丸，红糖水送下，立效。

【肺结核】

处方：白及四两　百部四两　川山甲四钱　牡蛎四钱

共为细末，江米①面为丸，如桐子大。每服三十至三十五丸，一天三次。如有虚汗者，加寸冬汤送下。

---

① 江米：为糯米别名。

【气裹血症】

处方：当归四钱　川芎二钱　桃仁三钱　红花三钱　元胡三钱　贡术①三钱　白芷二钱　黄芩三钱　橘皮二钱

藕节七个为引，水煎服。

【吐血症】

处方：红枣七个　柿饼一个　荷叶蒂七个（杆与叶连接处）　天津梨一个　鲜茅根五两去心　鲜生地二两

两服，煎汤服下。如血止，去鲜生地代茶饮，几天即愈。

【肺病虚劳，虚弱，劳伤吐血，胁膜肩痛等症】

处方：大蛤蚧四个，去头足，用牛乳、酥油炙黄色，冬虫夏草二两，共细末，每服一钱，早晚空心服，加紫河车更好。如咳嗽，加川贝母、广皮，吐血加棕灰，三五日见效。

禁忌房事，肾虚阳痿者加枸杞子五钱，鹿肾五钱。

【突发呃逆】

验方：用纸捻通鼻，取嚏即止。

又方：气热呃逆，方用柿蒂煎水服即止。阴寒呃逆方用乳香、陈艾各二钱，用好酒一盅煎数沸，趁热使病人用鼻吸之，外用生姜擦胸口。

又方：雄黄二钱，烧酒一盅，煎取七分，令病人鼻吸即止。

---

① 贡术：为白术别名。

【胸背痛】

处方：柴胡三钱　甘草一钱　白术三钱　陈皮二钱　半夏曲一钱　灵脂二钱　白芍五钱　黄芩三钱　当归五钱　莲肉二钱

水煎服。

【肺痈，口吐脓血，胸痛】

处方：白及三钱　茅根五钱　当归四钱　杭芍三钱　银花三钱　连壳三钱　三七五分　百合一钱　胶珠二钱　桔梗二钱　寸冬五钱　川贝母三钱　牛子三钱　花粉炙，五分　西角一钱①

水煎服。三剂止，十剂痊愈。

【胃口痛】

处方：厚朴　苍术　甘草各二钱　陈皮一钱

水煎服。

【男女呕哕厥逆】

处方：野葡萄藤煎汁，早晚空心服。

【肺痨结咳】

症见痰中带血或黑色痰，出汗不止，四肢发热，夜间更甚，气急发闷，卧床不治。

方名：壮水金丹

---

① 连壳：为连翘别名；牛子：为牛蒡子别名；西角：为犀角别名。

处方：蜜炙紫菀一两半　川贝母一两　款冬花三两　百部五两　杏仁二两　白及五两　银柴胡一两半　法半夏二两　全当归三两　炙甘草一两二钱

共为细末，以麦冬水与蜜为丸，朱砂为衣。日服三次，每次二钱，开水送下。

【痰涎、喘咳、多清痰】

处方：用竹沥汁 ① 加姜汤送下，能化一切痰涎。

【气虚喘急】

处方：贝母　桔梗　香附　陈皮各等分

水煎服，三五剂可痊。

【一切肺症，多年咳嗽、气喘、多痰】

方名：三合汤

方一：云苓六钱　山药六钱　九地 ② 一两　山茱萸四钱　丹皮二钱　泽泻四钱　麦冬四钱　益智仁四钱　酒军二钱　白附子四钱　黄连钱半，酒炒　竹叶三钱　竹沥为引。

方二：云苓六钱　山药六钱　九地一两　山萸肉四钱　麦冬四钱　丹皮二钱　益智仁四钱　泽泻四钱　百合四钱　黄连钱半，酒炒　薏苡仁四钱　酒军二钱　归身二钱，酒洗　兰叶三钱　甘草二钱　竹叶三钱

---

① 竹沥汁：火烧竹子，竹中流出的汁液。
② 九地：以黄酒九蒸九晒的熟地黄。

方三：云苓六钱　山药六钱　九地一两　丹皮三钱　山萸肉六钱　泽泻三钱　麦冬六钱　益智仁四钱　白附子四钱　黄连钱半，酒炒　黄柏二钱，酒盐炒　知母二钱，酒盐炒　石莲肉四钱　竹叶二钱

又方：石斛三钱　酒军二钱　九地一两　白附子五钱　山药五钱　山茱萸五钱　丹皮二钱　益智仁四钱　泽泻二钱　薏苡仁四钱　百合二钱　石莲子六钱　麦冬四钱　黄连酒炒，一钱半　云苓五钱　兰叶三钱　竹叶二钱　水煎服。

【冬春交节咳嗽】

处方：冬虫草三钱　百部五钱　生石膏三钱　白及一钱　天冬二钱　麦冬二钱　七爪橘红三钱

共为细末，蜜丸。每服一钱，姜汤送下。

【心气痛，吐清水】

处方：广木香　白胡椒　全蝎各一两　巴豆霜[①]二钱

共为细末，醋糊为丸，如梧桐子大。每服五分，忌绿豆、萝卜、辣子。

【百方无效之咳嗽】

处方：紫石英　白及各三钱

水煎服。

---

① 巴豆霜有毒致泄，慎用。

【哮喘咳嗽】

处方：白果仁炒黄，二十一个　麻黄三钱　苏子二钱　款冬花二钱　法半夏二钱　甘草一钱　炙桑皮二钱　杏仁去皮尖，二钱半　炒黄芩三钱　姜三片

水煎服。

【胸痛、胸不任物①、胸任重物②、食自胸右下③、呃逆、饮水即呛、心跳心忙④、无故爱生气、干呕、晚发一阵热⑤】

方名：血府逐瘀汤

处方：胸痛在前面，用木金散⑥可愈；后通背亦痛，用瓜蒌薤白白酒汤可愈；在伤寒，用瓜蒌、陷胸、柴胡等⑦皆可愈；有忽然胸痛，前方皆不应，用此方一服，痛立止。

【肺结核病，俗名肺痨】

单方：老母鸡一只　生姜二百五十克　白糖适量

共煮，吃肉喝汤，连服二至三次。

---

① "江西巡抚阿霖公，年七十四，夜卧露胸可睡，盖一层布压则不能睡，已经七年，召余诊之，此方五付痊愈。"见《医林改错》。
② "一女二十二岁，夜卧令仆妇坐于胸方睡，已经二年，余亦用此方，三付而愈。"见《医林改错》。
③ "食自胃管而下，宜从正中。食入咽，有从胸右边嗓下者，胃管在肺管之后，仍由肺叶之下转入肺前，由肺下至肺前出膈膜入腹，肺管正中，血府有瘀血，将胃管挤靠于右。轻则易治，无碍饮食也；重则难治，挤靠胃管，弯而细，有碍饮食也。此方可效，痊愈难。"见《医林改错》。
④ "心跳心忙，用归脾安神等方不效，用此方百发百中。"见《医林改错》。
⑤ "每晚内热，兼皮肤热一时，此方一件可愈，重者两付。"见《医林改错》。
⑥ 木金散：见《医宗金鉴·杂病心法要诀》颠倒木金散，即木香、郁金。属气郁痛者，以倍木香君之，属血郁痛者，以倍郁金君之。为末，每服二钱，老酒调下。
⑦ 伤寒用瓜蒌、陷胸、柴胡等，指用瓜蒌薤白白酒汤、陷胸汤、柴胡汤。

【哮喘】

处方：麻黄六克　杏仁八克　生石膏十五克　甘草三克　五味子三克　海浮石　乌贼骨各十克

水煎服，每日一剂。

又方：用萝卜熬水，当茶饮。

【气管炎、喘息、胸中憋闷】

处方：当归五十克　白术十五克　赤芍十二克　防风九克　桃仁十五克　红花十五克　香附十五克　柴胡十二克　牛膝十五克　莲子肉十二克　熟地三十克　干姜二十克　附子二十克　官桂十二克　小茴香九克　炙黄芪一百克　炙甘草五克

【喘不得卧，让人扶起、扶坐】

方名：五皮散

处方：大腹皮　生姜皮　陈皮　桑白皮　赤茯苓皮各等分

水煎服。

胁　部

【两胁疼痛】

病在肝。

处方：白芍二钱　荆芥三钱　生地三钱　柴胡三钱　甘草一钱　乳

香一钱　广皮二钱　枳壳三钱　桃仁一两

水煎服，三付自愈。

【 右胁部痛 】

处方：当归五钱　大黄三钱　柴胡二钱　甘草一钱　黄连二钱　桃仁一钱　厚朴三钱

水煎服。

【 胁下病、胯痛、吐酸水 】

处方：白术一钱　白芍一钱　别甲二钱　神曲一钱　山楂炭二钱　柴胡二钱　半夏一钱　枳壳三钱　当归五钱

水煎服。

注：山楂炭用火烘干。

胃腹噎食部

【 一切胃病 】

方名：百霜灵

处方：炙黄芪二两　白胡椒二两半　良姜一两半　香附二两半　陈皮半钱　肉桂半钱　小茴香半两

共为细末；另用猪肚一个，用白纱布把药末包好，入猪肚内，再把猪肚入水煮熟，然后把药末取出。每服一至二钱，每日三次，用猪肚汤和肉送药服下（若回族患者，猪肚改为羊肚；若忌口善人，用红糖水送下），药尽病愈。加生姜为引，最多吃两服。

【胃口痛，日久不愈】

处方：企边桂　老广木香　吴芋子　高良姜　煨肉蔻　甜大云　平川贝　川续断　破故纸　元胡索　五加皮　大附子以上十二味各三钱　沉香二钱

共为细末。红糖一斤，将糖、药同放一大碗内，置开水内蒸煮，使糖药蒸化。每服三钱，早晚空腹时开水冲服，药到病止，药尽病除。

又方：海南沉香三钱半　木香二钱　香樟木一两，焙黄色

一大碗水熬成一小碗，红糖四两、黄酒四两冲服，痛时吃药，立止。

又方：香附子五钱　高良姜五钱

共细末，盐开水送下，立止。

出处：河南商丘李秉正传。

【胃口痛，男女皆治】

处方：三个乌梅七个枣，三钱干姜一处捣，男酒女醋用下去，永不心痛[①]活到老。

又方：用农村猫生的幼猫胎衣，焙干，研细末，与黄酒冲服，永不心痛。

---

① 此处"心痛"为现代的"胃痛"。

出处：李至林传。

【中满胃病】

此乃脾虚胃弱，健脾胃自愈。

处方：白术三钱　茯苓三钱　薏苡仁三钱　麦芽三钱　山药五钱　芡实五钱　莱菔子一钱　人参一钱　肉桂三钱

煎服，三服可止，七服病除。

又方：苍术三钱　藿香三钱　竹茹三钱　厚朴三钱　党参五钱　陈皮二钱　生姜钱半　半夏一钱　甘草一钱　砂仁一钱

水煎服，五服自痊。

【胃病】

处方：紫油桂二两，红糖六两，共细末。每服八九分，量病加减，黄酒炖服。

【胃脘痛及胃部溃烂】

处方：乌贼骨三两　上贝母六钱　元胡六钱　甘草五钱

共细末，分成十二包，每服一包，早晚开水送下。

【呕酸、食后倒饱、胃痛等症】

处方：白术三钱　茯苓三钱　谷芽三钱　薏苡仁三钱　山药五钱　芡实五钱　人参一钱　萝卜籽一钱　神曲一钱　厚朴一钱　肉桂三分

水煎服，三五服可痊。

【胃病】

处方：五倍子二钱　杏仁二钱　大枣七个　熬水吃。

【胃痛】

处方：黑白丑四两　穿山甲四两　小茴香四两　红糖四两

共为细末，蜜为丸如枣大，朱砂为衣。每天服一丸，开水送下，自痊。

【胃痛及噎食气逆】

处方：茅根四两　柿蒂七个　木炭二两

水煎服，三剂立止。

【心胃痛】

服百药不效，得寒也痛，得热也痛，非真心痛，真胃痛也。

处方：玄参四钱　茯苓四钱　苍术四钱　甘草二钱　川芎二钱　白芍三钱　半夏一钱

煎服，一剂病除，三剂永不犯。

又方：白芍一钱　枳实三钱　杜仲三钱　柴胡三钱　乳香一钱　没药一钱　草果一钱　苍术三钱　栀子三钱

煎服，一剂功成。

又方：白附子一钱　连壳二钱　甘草一钱　香附五钱　灵脂三钱

煎服，立愈。

【胃气痛】

处方：胡椒一两　广木香一两　全蝎一两　巴豆霜二两

　　共细末，蜡打糊为丸，如梧桐子大。每服五分，忌绿豆，空心服，即痊。

【噎食症①】

处方：茱萸②一两　玄参一两　熟地二两　牛膝三钱　车前子一钱

　　煎服，十服可痊。

针法：针刺聚泉穴，在舌上中心二分出血。

【噎膈】

　　表现为朝食暮吐。

处方：好酒十二两　蝎子③七个

　　蝎子酒内泡七天。每日服三次，每次一酒盅；第五天后，再加一点酒。病愈后常服小米饭，不可多食，两个月后方可正常饮食。

又方：羊枣④一分五厘，焙干，研末；法半夏一分五厘。每日当茶饮用，服之即愈。

---

① 噎食症：又称噎膈。现代医学定义为以吞咽不利、饮食梗塞难下为主要表现的疾病。噎膈是指食物吞咽受阻，或食入即吐的一种疾病，多见于高年男子。噎与膈有轻重之分，噎是吞咽不顺，食物哽噎而下；膈是胸膈阻塞，食物下咽即吐。故噎是膈的前驱症状，膈常由噎发展而成。食道炎、食道狭窄、食道溃疡、食道癌及贲门痉挛等均属本病范畴。

② 此处茱萸指吴茱萸。

③ 此方中的蝎子要求腹有八个点以上者可用。

④ 羊枣：羊肚中结石如枣，故名。

【 食道炎噎症 】

处方：白糖一斤，大枣一斤（去核）。斑毛[①]七个，去头尾，为末，装进枣内，用黄豆秸[②]烧焦，同糖和均，放瓷盘内蒸，蒸一柱香的时间后取出，放石上冷。分三十天吃，重者分十五天吃，再重者不可治之。

【 噎食、饮食上反 】

方名：逐瘀汤

处方：桃仁五钱　红花五钱　当归五钱　甘草二钱　桔梗三钱　枳壳二钱　白芍三钱　熟地四钱　元参二钱　柴胡二钱　煎服一服，病痊。

又方：丹皮二钱　枣仁一钱　茯苓二钱　贝母三钱　郁金一钱　砂仁一钱　枳壳二钱　水煎服。

【 食后呕吐 】

处方：藿香三钱　胆草三钱　柴胡三钱　元参三钱　木通三钱　川连二钱　升麻二钱　石膏二钱　枳壳三钱　胆星二钱　砂仁二钱　半夏二钱　甘草一钱　生姜三片　煎服五服可痊。

【 噎食症 】

处方：三四寸长活鲤鱼两条，捣泥摊在白布上；藤黄三钱研末，撒鱼泥上，由天突穴贴起，每两三分钟往下移贴，贴至脐上为止。

---

① 斑毛：又名斑蝥，有剧毒，内服宜慎；体弱者及孕妇忌服。
② 黄豆秸：黄豆植物的茎秆。

出处：西安孟恭卜传。

又方：生姜二斤，白布包好，放厕所底四十九天，取出晒干，为末。每服三、四、五钱，用完自愈。

【心口痛】

又方：盔沉①五钱　乳香一钱　肉桂五钱　木香三钱　元胡五钱　玉金五钱　香附一两　巴豆霜三钱　乌药一两　雄精三钱　朱砂一钱

共为细末，量人用药。

方名：天王补心汤

处方：生地　当归　天冬　寸冬　柏子仁　枣仁　五味子各一两　丹参　元参　桔梗　党参　远志　茯苓各五钱

共为细末，炼蜜为丸，如梧桐子大，朱砂为衣。每服一二丸，灯芯引。

又方：巴豆霜二两　杏仁二两去皮尖　大麦一升炒

共为细末，醋打为丸，生姜引，孕妇忌服。

【腹痛不止】

处方：麦冬五钱　白芍五钱　滑石一钱　甘草一钱　黄连二钱　侧柏三钱　花粉三钱　玄参二钱　肉桂二钱　水煎服。

【霍乱腹痛不止】

验方：黄牛尿、开水各半碗，送下立止（牛若不尿，牵到磨道

---

①　盔沉：又名盔沉香，以质坚体重、含树脂多、香气浓者为佳。

即尿）。

【九种心痛】

处方：古月^①五钱　良姜五钱　吴芋三钱　白术五钱　丁香二钱　木香二钱　紫蔻二钱　肉桂二钱　草果二钱　砂仁二钱　玉片^②二钱

共细末。每服二至三钱，白开水送下。

注：此方又兼治各种心胃痛、胀满不食。

【卧则腹坠、肾泄^③、久泄】

方名：膈下逐瘀汤

处方：桃仁三钱，研泥　丹皮二钱　赤芍二钱　乌药二钱　元胡一钱　甘草三钱　当归三钱　川芎一钱　灵脂二钱，炒　红花三钱　枳壳三钱　香附二钱

注：痛处不移，用尽各方无效者，用此方，此方亦治积块。倘病人气弱，不任克消，原方加党参三五钱皆可，不可拘泥。亦治小儿痞块，通窍活血汤、血府逐瘀汤、膈下逐瘀汤三方轮服即可。

【胃大寒、胸口痛】

舌有白苔，不渴，鼻子不干燥，有时腹部胀满。亦有外表发烧，而内里不烧，鼻子不干燥，不想喝水，真大寒也。

处方：香附十二克　良姜九克　白胡椒九克　生姜六克　木香九

---

① 古月：又名胡椒，一般指白胡椒。
② 玉片：槟榔别名，另名大腹子、海南子、大片白。
③ 肾泄：由肾虚闭藏失职所致的泄泻。其症为每于黎明时即腹痛，肠鸣，泄泻。又名五更泄、五更泻。

克　灵芝三克　大枣七个　煎汤服用。

注：良姜治寒。胃大寒用热药，胃热用凉药。胃不得热症，多寒症；肝不得寒症，多热症。小孩多实症，易惊吓发热。

【消化不良】

症见呕吐泄泻。

处方：胡椒三克研末，开水送服。

少腹部

【少腹寒痛】

喜暖喜按，遇寒更痛，是寒痛也。

处方：白术五钱　白芍三钱　茯苓三钱　甘草一钱　肉豆蔻三枚　肉桂二钱　半夏一钱　人参三钱　水煎服。

【少腹火痛】

痛处拒按，乃实痛。

处方：玄参一两　生地五钱　车前子三钱　泽泻二钱　生甘草一钱　水煎服。

【少腹肚大、痞块】

方名：消瘕汤

处方：白术一两　茯苓一两　玄参五钱　天冬五钱　枳实三钱　肉桂三钱　山楂二钱　水煎服，十剂病除。

又方：栀子五钱　皮硝一两

共细末，分两次用。男用雄猪膀胱，女用雌猪膀胱，白酒二三两，同药一起装进猪膀胱内，敷在痞块上，三五次块自消。

【 阳痿阴痿 】

处方：白术一两　巴戟天一两　玄参五钱　黄芪六钱　五味子二钱　肉桂二钱　远志一钱　茱萸三钱　侧柏一钱　水煎服。

【 腹内有积块，即现代医学所说的肿瘤 】

方名：积丹（又名炉中丹，即坩埚）

单方：把铁匠炉中的坩埚取来，烧红，用醋浇，数烧数浇醋，直到坩埚能碾成末为止，入瓶内备用。用生姜加红糖水为引，一日两次或三次，吃饭至一半时服用。成人最多用三钱，小儿最多用一钱。

【 腹胀忽泻，日夜不止，诸药不效 】

处方：此气脱也，用益智仁二两，浓煎饮之，立愈。

【 疝气寒痛 】

处方：小茴香二钱、生姜四两炒黄，水煎服，汗出三次，愈。

又方：桂圆七个，黄酒四两，红糖二两。先吃桂圆肉，然后把桂圆子焙干为末，再用黄酒、红糖冲服，急去洗澡，汗出立愈。

【疝气、单双及少腹痛】

处方：全蝎二十个、蜈蚣两条，同炒，水煎服，红糖四两冲服，三次立愈。

【老幼疝气】

处方：荞麦面敷在患处，用艾绒灸之，外灸两次自愈。

出处：谢理恩道长传。

【阳痿、遗精】

症见头晕悸跳，形瘦肢软，精神不振，小便黄，多因肾虚肾亏，房事过多。严重者阴器无法勃起，多夜梦、遗精等。

单方：红蚯蚓前半段，露七天阴干，研末，浓茶送服三克，二至三次痊愈。

【遗精、梦遗、不梦而遗，虚实皆治】

方名：刺猬皮散

验方：刺猬皮一个，瓦上焙干，为末，黄酒调蜜服。实在效，真难吃。

出处：王清任《医林改错》。

【疝气】

处方：大茴香　小茴香　白芍　砂仁　肉桂　党参　枸杞各二钱　小米为引。

【 男女疳梅疮症 】

处方：轻粉　冰片　红升丹　铜绿　石决明　贝母　水银　银粉　七正香各等分

　　共为细末。一半敷患处，一半用黄表纸卷好，用火点着熏鼻，自愈。男先服防风通圣散一二服，后用此药。

小便部

【 小便出血 】

方名：水火两通丹

处方：茯苓五钱　当归五钱　车前子三钱　栀子三钱　木通二钱　黄柏一钱　白芍一钱　生地一钱　萹蓄一钱

　　水煎服，一服立止，五服病除。

又方：用棉花花一团（经霜的花蕾更好），熬水服之。

又方：刘寄奴当茶饮，空心服，自愈。

【 小便结症 】

处方：用地蘆五个，煎服自愈。

又方：水葱一根、糠谷老①少许、陈旧草帽子少许，水煎服，白糖

---

① 糠谷老：为真菌类霜霉科指梗霉属植物禾指梗霉（粟白发菌）寄生粟穗上而形成的糠秕谷穗。秋季收割小米时采收，晒干即为成品。用时剪成段。性味咸寒。清湿热，利小便。用于尿路感染、浮肿、小便不利。——《全国中草药汇编》

四两为引，冲服。

【老年人溺尿，玉茎痛如刀割，不论年月深久】

方名：黄芪甘草汤

处方：黄芪一两　生甘草一钱

　　　水煎服，病重者一日两服。

出处：王清任《医林改错》。

【小便淋症及马口痛症】

处方：用患者本人口水加盐，润肚脐，把盐抹化开。

出处：河南获嘉县李怀海传。

【小便淋症】

处方：川牛膝一两　乳香一钱　白酒为引，三服可痊。

【男女热淋及妇女腹痛】

处方：野葡萄根七钱　葛根三钱　童便三分，为引　水煎服，空心温服。

【白浊下淋、下淋精道受风寒】

方名：小茴香酒

处方：小茴香一两，炒黄，为粗末；黄酒半斤，烧滚，冲小茴香末，停一刻，去渣服酒。

出处：王清任《医林改错》。

【男女五淋】

方名：木龙汤

处方：野葡萄藤　竹园荽　淡竹叶　麦门冬连根苗　红枣肉　灯芯草　乌梅　当归各等分　煎汤，代茶饮。

【遗尿症】

小便过多，白夜遗尿，喜热不喜寒，面黄肌瘦，即此症也。

处方：白术一两　益智仁三钱　巴戟天一两　肉桂二钱　水煎服。

【遗尿】

验方：用猪膀胱一个，装糯米一斤，蒸熟吃完自好，重者吃两个。

【绣球风，周围起痒疙瘩等】

处方：用铜扫帚苗子①煎水洗之。若烂，用松香末即痊。

又方：用白蒺藜（或潼蒺藜等）煎水，洗擦患处。

【小便破伤绣球风、黄水疮、秃癣等】

处方：黄柏三两炒　儿茶一两　冰片三分　生甘草一两　大黄三钱　乳香一钱　没药一钱　麝香三分　丹砂一钱

共细末，香油调和敷患处。

---

① 铜扫帚苗子：为陕西地方草药。

【五苓散利小便方】

处方：白术二钱　茯苓二钱　猪苓二钱　泽泻一钱　肉桂一钱　滑石七分

共细末，每服一钱半至二钱。

【肾寒精冷，小便余滴】

方名：赞育丹

处方：熟地二两　白术二两　当归一两半　枸杞子一两半　酒杜仲六钱　巴戟天六钱，甘草汤炒　山萸肉六钱　仙灵脾六钱，羊油炒　酒苁蓉六钱　炒韭子四钱　制附子三钱　蛇床子三钱，微炒　肉桂三钱　党参五钱　鹿茸二钱

共为细末，炼蜜为丸如梧桐子大。每服三钱，开水送下，每日早晚各服一次。

【食饮不振，腰酸背寒，头昏眼花，举步无力，两尺脉沉】

方名：兴阳补肾丸

处方：熟地二两　山萸肉七钱　生枣仁六钱　白芍酒炒，四钱　薏苡仁四钱　归身五钱　黄精四钱　油桂二钱　枸杞子七钱　鲜茅根五钱　威灵仙皮一两　破故纸六钱　白术五钱　白芥子三钱

共细末，炼蜜为丸如梧桐子大，每日早晚空心服，用开水送服三钱。若加羊肾一个、蛤蚧两对，或狗肾两个，则效力更强。补肾阳，滋肾阴。

【肾寒精冷】

两睾丸冷，阴冷如水，小便后有余滴、臊气，尻臀并前阴冷，恶寒而喜热，膝亦冷。这是肝经湿热，不可认为下焦虚寒，治宜清肝火，导湿热，可选用龙胆泻肝汤或柴胡胜湿汤治疗。若阴虚火盛，脉见两尺强盛，治宜滋肾水、养肝血，用滋肾丸或六味地黄丸治疗。

1. 龙胆泻肝汤

处方：柴胡三钱　龙胆草一钱　泽泻三钱　生地三钱　当归五钱　木通二钱　车前子二钱　生姜二片　水煎服。

2. 柴胡胜湿汤

处方：柴胡三钱　羌活二钱　茯苓二钱　泽泻二钱　升麻一钱　当归四钱　黄柏二钱　龙胆草一钱　麻黄根一钱　汉防己一钱　五味子二钱　甘草一钱　水煎服。

3. 滋肾丸

处方：酒炒黄柏二两　酒炒知母二两　油桂去皮，二钱

研细末，炼蜜为丸如桐子大。每服三钱，早晚空服，盐汤送下。

4. 六味地黄丸

处方：生地二两　山药二两　山萸肉一两　丹皮六钱　茯苓八钱　泽泻七钱

共研细末，炼蜜为丸如桐子大。早晚空心盐汤送服三钱。

【尿肾结石】

处方：三根①九克　闹羊花三克　配席草蔸②三蔸　陈萝卜子一百五十克　水煎服，一至三次痊愈。

【尿血】

处方：生地黄汁、姜汁，蜜服。

【老人血淋】

单方：青粱米、车前子，煮粥。

【小便出血】

单方：茅根煎汤，频饮为佳。

【肾漏】

玉茎不痿，精滑无歇，时时如针刺，捏之则脆。

处方：破故纸、韭子各一两，为末，每用三钱，水二盏，煎六分服，日三次，愈则止。

【阴户痒，绣球痒乱、起疮】

处方：生黄芪二十克　生甘草十克　白蒺藜十二克　羌活九克　艾叶六克　小茴香六克　防风十克

鲜大葱根切成七节，加盐，水熬洗。此方外用，勿内服。痒

---

① 三根：又名老虎七蔸，现通用名为老虎七。
② 蔸：指某些植物的根和靠近根的茎，如禾蔸。也指植物一棵或一丛之称，如一蔸白菜，一蔸稻子。

加葱，痛加旧蒜。

又方：荆芥　薄荷　柴胡　羌活　白蒺藜　防风　大黄　生甘草　艾叶　生黄芪各十克　水煎洗。

【 小便血 】

尿血，不痛者，主虚；痛者，为血淋，主热。

处方：生地黄汁和姜汁，蜜服。

【 癃淋 】

热在上焦者，口渴；热在下焦者，不渴。前后关格者，下焦气闭也；转胞者，系了戾也。五淋者：热淋、气淋、虚淋、膏淋、沙石淋也。

【 尿血、鼻子出血 】

处方：炙黄芪三十克　当归二十克　白芍五克　云苓十二克　柴胡十二克　麦冬九克　生地二十克　元胡九克　山药十二克　山芋肉十二克　小茴香六克　破故纸九克　炙甘草四克　绿寿茶[①]十二克　钮子七[②]六克　生姜三片　大枣三枚

---

① 绿寿茶：当地土名，又名录叶七、鹿寿茶、鹿衔草。
② 钮子七：现通用名为珠儿参，又名扣子七。

大便部

【红白痢疾】

处方：广木香二钱　白术二钱　白芍二钱　当归二钱　黄芩二钱　青皮二钱　黄连二钱　枳实三钱　槟榔钱半　厚朴二钱　陈皮二钱　橘红二钱　甘草一钱　地榆炭五钱　水煎服，连吃三服。

【红白痢疟，腹痛】

处方：白芍三钱　当归四钱　莱菔子一钱　枳壳三钱　槟榔三钱半　车前子四钱　煎服立止。

又方：用棕树毛，不拘多少，化灰，开水冲服，即止。

【红白痢疾】

处方：黄芪、滑石各一两，晚服加白糖一两更妙。

注：此方不只治小儿痢疾，大人初痢、久痢皆有效。

出处：王清任《医林改错》。

【一切泄泻，诸般恶痢，赤白脓血，五色如鱼脑，痢后脐腹绞痛】

处方：川当归四两　炙甘草二两　赤芍一两　酸石榴皮一两　玉米壳择净炒黄四两

以上共细末，每服三钱，煎服。空心食前温服，忌生、冷、油腻、鱼腥。

注：上述病症日夜无度，诸药不效者，悉能治。不问大人、小儿、虚弱、老人、产妇，皆可服之。

【痔疮】

处方：龙骨五钱　地骨皮三钱　陈皮二钱　当归四钱　茯苓四钱　防风三钱　煎服十服自痊。

又方：山药一两　茯苓一两　薏苡仁一两　白芍一两　地榆三钱　山甲一钱　煎服七服病除。

【痔疮带血成漏痛】

处方：夏枯草八两　连壳四两　甘草四两　金银花一斤

共细末，煎水为丸如桐子大，多者服三钱，盐水送下。

【大便漏疮】

处方：雄黄一钱　核桃仁四两　大蜈蚣两条

共细末，为丸如枣大，用火烧熏，自愈。

【肛门内奇痒、生虫，痔疮等症】

方名：止痒如神汤

处方：秦艽二钱　桃仁二钱　皂角二钱，烧存性　苍术二钱　防风二钱　黄柏二钱　归尾二钱　泽泻二钱　槟榔二钱　熟大黄三钱　煎汤，内服及外洗。

如有肿有脓，加葵花五朵去心、青皮五分，木香五分。

如大便干结，加大黄一钱。

如肿甚，加黄柏、泽泻各一钱。

如痛甚，加羌活、郁李仁一钱。

如痒甚，加防风、黄芪、羌活、麻黄、藁本、甘草各一钱。

若下血，加地榆、黄柏各二钱。

若小便不通，加茯苓、车前子、萹蓄各一钱，灯芯五分。

【 痔疮、虫食肛门、破伤痛痒 】

处方：蛇床子三钱　防风二钱　生甘草一钱　皂角一钱　苦楝树根皮三钱

共细末，炼为丸如枣大，纳入肛门内，使药自化，三次即愈。

又方：蜣螂①七个　新牛粪五钱　肥羊肉一两

焙黄为末，共捣如泥，为丸如莲子大，用绢包，纳入肛门内，半日有虫出，数次即愈。

又方：田螺一个，冰片五厘为末。挑开螺甲，把冰片放入螺壳内，然后将田螺放瓷盘内，田螺便会流出浆水，将浆水收入瓶内，用棉花点患处，其肿自消。

【 大便结症 】

处方：猪苦胆一个，装醋和均，将醋胆汁射进肛门内，粪下自愈。

又方：用蜣螂五个，捣泥煎服，自愈。

又方：用秋麻二两，焙黄，为末；蜂蜜一两，开水熬服。

又方：獾油一两，倒在黄土上，令病人对准肛门坐上，大便即下。

---

① 蜣螂：俗名推粪屎爬牛。

【大便秘结、大肠干燥】

处方：熟地二两　当归一两　肉苁蓉一两

三味煎服。四十岁以上用，四十岁以下者减半。一服止，三剂病除。

【老年人大便干燥】

处方：炙黄芪三两　当归三两　肉苁蓉三两（熟地也可）　党参十五克　炙甘草四克　红花九克　大枣七个　赤芍九克　防风六克　白术十五克　水煎服，两服愈。

【大便出血】

便前流血或便后流血，此乃肾水泄于大肠，故火旺而至便血。

方名：三地汤

处方：生地一两　熟地一两　当归一两　地榆五钱　黑木耳六钱　水煎服，三五服病愈。

【大小便走血】

处方：地榆炭五钱　土槐花五钱　通草二钱　甘草二钱　灯心草二钱　共细末，每服二钱半，姜水冲服。

又方：用大茄子熬水服之。

【脱肛】

方名：黄芪防风汤

处方：生黄芪四两　防风三钱　水煎服，小儿减半。

出处：王清任《医林改错》。

【 老人虚弱，久不大便，或大便燥结成丸 】

处方：甜瓜蒌四钱　风化硝三钱　李子仁四钱　桃仁四钱，研泥　杏仁四钱研泥　火麻子仁四钱　肉苁蓉一钱　蜜官桂一钱　焦神曲三钱　炙甘草二钱　羌活三钱　九香虫四钱

后二味药肾痛气逆时不用，水煎服，自好。

又方：炙黄芪五钱　当归五钱　党参三钱　木通三钱　熟地三钱　官桂四钱　炙甘草一钱　水煎服。

【 新久脱肛及流血症 】

处方：黄芪二两　防风二钱　升麻一钱　煎服十服可愈。

又方：用陈稻草（或陈麦草）化灰，不拘多少，开水冲之，用箩结布过滤澄清水；再取盐、艾叶适量，放铁盆内火烧，温洗、烫三次，即愈。

【 肠风下血 】

处方：红糖　生姜　白萝卜（去青头，要白色一头）　白椿树根（去皮，要白肉皮）各四两

共捣为泥；用白布滤水盛小盆内，用箩盖口放在滴水涡上七夜后，入瓶内。常服，一服即愈。

出处：张应福老人传。

【肛门内寸白虫】

处方：南木香、槟榔各等分，共细末，浓米饮，调三钱。须黎明空心先熟嚼，只咽汁，吐去渣，使服药，其虫自下，而疾永除。此方简易如是，取效甚速。

【痢疾】

处方：常山　乌梅各等分　酒服。

又方：人言① 钱半　雄黄二钱　巴豆霜二钱　黑豆去皮，四十九粒

　　共细末，水点为丸如黄豆大。每服一丸，小儿一半，冷水冲服，自痊。

又方：用前草（俗称然然万根），不拘多少，水煎服，一服立好。

【吐泻】

处方：木瓜一两　小茴香三钱半　吴茱萸五钱　生甘草二钱　苏叶钱半　生姜三钱　煎服。

又方：藿香二钱半　党参三钱　泽泻三钱　扁豆三钱　木瓜二钱　半夏钱半　黄连一钱　香薷二钱　贡术二钱　砂仁二钱　杏仁二钱　白蔻二钱　炙甘草一钱半　生姜三钱　水煎服。

【久泻】

单方：棉花根、石榴皮各三十克，水煎服。

---

① 人言：为砒石别名，亦名信石。具蚀疮去腐、杀虫、祛痰定喘、截疟功效。信石有大毒，服之令胃热剧，骤生大炎，甚至溃烂而死，至痛至苦。信石虽有大毒，少用些微入药，则大有功力。——《内科新说》

【腹泻】

处方：炙黄芪二十五克　党参十五克　当归十五克　香附十二克　故纸十五克　肉豆蔻九克　官桂九克　制附子六克　良姜八克　桃仁十五克　红花十五克　川芎五克　茴香六克　炙甘草五克　大枣三枚

注：不论年久日深，皆效，忌用于肺病患者。

【红白痢疾】

处方：石膏二两，研面，用开水冲三至五次后晒干，再取朱砂二钱，两味药粉研成面，每服二钱，小儿减半。

红痢用白糖为引，白痢用红糖为引，红白痢疾用红白两种糖为引。久泻或拉稀屎，用稀面糊为引，先吃面，再吃糖水送下。

【吐泻症】

方名：急救回阳汤

处方：炙黄芪六十克　人参十五克　附子十五克　干姜二十克　桃仁十五克　红花十五克　白术三十克　炙甘草五克　官桂九克

注：轻者酌情减量。

【小孩泻红白痢疾】

处方：黄芪十五克　滑石六克　栀子九克　白术十二克　甘草三克　石膏六克　灯芯一克

红痢用白糖为引，白痢用红糖为引。

【 远久痔漏 】

处方：莲花蕊、牵牛、当归，为末。

【 外痔长寸许 】

处方：槐花日服并洗之。

【 痔漏 】

处方：赤白茯苓、没药，破故纸酒浸，蒸饼研丸服。

【 中巴豆毒，下利不止 】

处方：黄连、干姜等分，为末，水服方寸匕。

【 腹泻 】

处方：车前子九克，磨成粉，用米汤服下。

全身部

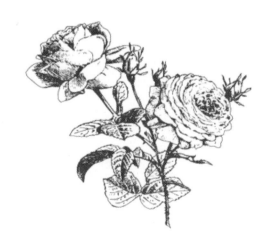

手足部

【手足抽麻风症】

处方：川乌一两　草乌一两　细辛一两　麻黄一两　天麻一两半　广丹八钱

共细末，每服六七分，好酒或生姜为引，冲服。

出处：王世桥传。

【手足抽麻】

验方：春分日，把柏树花打下，共为细末，每服一二钱，开水冲服。

出处：李甲窑传。

【四肢麻木】

处方：茯苓二钱　当归五钱　黄芪五钱　白术三钱　半夏一钱　人参一钱　荆芥一钱　陈皮二钱　香附二钱　柴胡二钱　炙甘草一钱　水煎服。

【两手抽麻症】

处方：当归五钱　白术二钱　茯苓二钱　钩丁二钱　生甘草五

钱 白芍二钱 丹皮三钱 寸冬二钱 生地三钱 川芎钱半 五味一钱 木耳一钱

先煮吃木耳，后用木耳水煎药服之，出汗，立愈。

【 左手麻木 】

此乃肾水不足，肝失养所致。

处方：白芍一两 熟地一两 山药五钱 茯苓三钱 丹参三钱 荆芥三钱 当归五钱 萸肉五钱 柴胡二钱 泽泻二钱

水煎服，十服可愈。

【 右手麻木 】

此乃气虚、寒凉引起。

处方：白术一两 黄芪一两 人参五钱 茯苓五钱 半夏三钱 甘草一钱 香附二钱 陈皮二钱

水煎服，十服可愈。

【 两腿不能动作，卧床不起 】

处方：生地五钱 甘菊五钱 砂仁五钱 地骨皮五钱 党参二钱 人参一钱 麦冬二钱 熟地一钱 车前子一钱 水煎服。

【 腿痛症，寒者更妙 】

处方：带刺大麻子三十个、杏仁三十个、松香二两，以上三味同放青石上，用斧头砸成糊，敷患处，外用棉套包住，出汗更妙，以药掉为愈。

【臁疮腿】

处方：鳖甲三钱　牡蛎三钱　龙骨三钱　共为末，香油调上。

又方：官粉二钱　铜绿二钱　银朱一钱　松香一钱　轻粉钱半　密陀僧三钱　黄柏三钱去皮　共为末，香油调敷。

又方：青石面加入小米饭，糊患处，三五次自愈。

又方：黄柏　黄连　黄丹　黄香　铜绿　轻粉　苦矾各等分　为末，香油调抹。用药前先用盐水洗疮口，用药三次，愈。

【膝盖内外生疮】

处方：牛皮胶一块，开水泡软，贴患处，疮自掉，此方不可轻视。

【手足打背疮】

处方：苟树叶①，不拘多少，熬成膏药，敷患处，三张膏药自愈。

出处：河南闫进福传。

【男女鸡爪风】

处方：木耳一两　木瓜三钱　川牛膝三钱　杜仲三钱　归身二钱　川芎二钱　乳香二钱　没药三钱

　　共细末，每服二三钱，生姜为引，早晚服之。

【手心鹅掌疯，起白皮、干痒、硬痛】

处方：金银花一钱　连翘三钱　白芷三钱　甘草三钱　柴胡三

---

① 苟树叶：即褚树叶。

钱　白术三钱　当归四钱　地骨皮三钱　川芎二钱　防风三钱　苦参二钱　赤芍三钱　透骨草炙，一钱　地肤子三钱

水煎服，三、七、十付即愈。

又方：苍术二钱　黄柏二钱　硼砂二钱　白鲜皮二钱

共为末，香油调搽，十天即愈。

【脚气病】

单方：先将脚用盐水洗过，然后把自己头发铰一缕，化灰，敷脚上患处，然后包扎好，敷一二次自愈。

又方：把脚放入牛粪堆里覆盖半小时，其病自好，一次痊愈。

【膝盖痛】

处方：五加皮　海桐皮　木瓜　透骨草　伸筋草　桂枝　三棱各三十克　煎水泡脚。

【腿痛关节炎】

处方：人参九克　白术十二克　云苓十二克　当归二十克　桂枝九克　木瓜九克　牛膝十二克　元胡十二克　防风九克　羌活十二克　秦艽十二克　枳壳六克　炙甘草三克

腰背部

【腰痛】

验方：雄猪腰子一对，用刀剖开，去中间血膜及外边油腻；炒青盐二钱，炒小茴香钱半，炒当归三钱，厚杜仲炒去丝，钱半，共细末，入猪腰子内，放瓷盘中过一宿，上用韭菜盖住，蒸熟，以火酒（高粱酒）洗去药末。用好陈酒，空心送下，多年者吃五六对，刚得者吃一二对便愈。

【搭背疮】

处方：野葡萄根为面，乳香、没药、潮脑各等分，用蜜糖和均，敷患处。疼痛者加蒜，痒加葱。

又方：公丁香　乳香　没药　儿茶　大黄　元肉　发灰　马蜂窝烧灰各等分

炼蜜下水不散，将前药末调敷。

【多种腰痛】

处方：桑寄生　独活　肉桂　杜仲　附子　牛膝　白术　破故纸各十五克　甘草十克　水煎服，三次痊愈。

【全身骨节血脉窜痛、腰背痛】

处方：秦艽十克　川芎十克　熟地三十克　白芍十五克　杜仲十二克　川断十二克　玉竹十五克　附片十二克　防风十克　羌活十

克　木瓜十五克　甘草十克　枸杞十五克　牛膝十五克　枣仁十五克　红花十克　肉桂十克　大枣八枚　元参十五克　肉苁蓉十二克　吴茱萸十克　威灵仙三十克　云苓二十五克　陈皮二十克　雪莲一个　白酒九斤

药入酒内，埋土内二十一天后取出。一天服三次，病在上，饭后吃；病在下，饭前吃。

【腰痛】

1. 肾气腰痛

处方： 白檀香磨水涂。

2. 妇人腰痛

处方： 薄荷根捣汁服。

3. 湿气腰痛

处方： 虾蟆草同葱、枣煮酒，常服。

4. 积年腰痛时发

处方： 地肤子为末，酒服，日五六次。

5. 闪挫

处方： 丝瓜根烧研，酒服。

又方： 西瓜皮干烧研，酒服。

6. 折伤

处方： 冬瓜皮烧研，酒服。

7. 暴腰痛

处方： 延胡索（活血利气）、当归、桂心，研末，酒服。

全身部

【 腿痛、胳膊痛及周身筋骨疼痛等症 】

处方：川乌　草乌　川牛膝各四钱　白芷三钱　杏仁去皮尖，七个　大枣去核，七个

共为细末，为丸如黄豆大。每服三至九丸，好酒为引，服药期间忌盐。

【 男女老幼全身筋骨疼痛无力 】

处方：当归二十克　川芎五克　陈皮六克　防风九克　川续断九克　羌活九克　独活九克　广木香六克　甘草三克　紫金龙六克　玉葡萄①三克　元酒（无添加的酿米酒）一斤

将上药入酒内，浸三日，入瓶内，封固瓶口，放锅内水煮一炷香时间，早晚温服一盅。

【 全身肿痛 】

处方：麻黄　桂心　元胡各二钱　水煎服。

【 全身骨节痛 】

处方：当归　桂心　元胡　天麻各三钱

煎服，三服痛止，九服病除。

①　玉葡萄：即白葡萄。

【 全身腰、背、手、足、胸、腹走痛，或有瘀血 】

方名：病祛丹

处方：黄芪一两　茯苓五钱　白术五钱　炙甘草一钱　甘菊三钱　羌活三钱　防风三钱　水煎服，五服可愈。

【 全身风寒麻木、疼痛不忍 】

处方：独活三钱　砂仁三钱　川牛膝三钱　杜仲三钱　当归四钱　川芎三钱　虎骨三钱　千年健二钱　续断三钱　秦艽三钱　防己三钱　甘草三钱　荆芥三钱　威灵仙三钱　风藤三钱　木瓜三钱半　白术三钱　防风三钱　好白酒五斤

药入酒内，用热酒浸之数日，早晚饮一酒盅，药尽病痊。

【 胸腹、脊背、两胁及全身痛或积块齐痛 】

方名：逐瘀汤

处方：牛膝三钱　生地三钱　胆草二钱　羌活三钱　香附三钱　秦艽一钱　甘草二钱　当归五钱　川芎二钱　黄芪五钱　苍术三钱　侧柏一钱　五灵脂二钱　桃仁四钱　没药二钱　红花四钱

水煎服，三服止，五服轻，十服病除。

【 各种疼痛 】

处方：羌活三钱　前胡三钱　广皮三钱　柴胡四钱　赤芍三钱　云苓三钱　川芎三钱　枳壳三钱　川朴三钱　苍术三钱　升麻三钱　葛粉四钱　独活三钱　香薷五钱　藿香三钱　炙甘草三钱　桔梗三钱　大黄三钱

共细末，每服一二钱，量人加减，开水送服。

【全身痹症】

有瘀血，肩臂、腰腿、周身皆疼痛，日久肌肉消瘦、手指发肿，百药不效。

方名：身痛逐瘀汤

处方：牛膝二钱　地龙三钱，去土　羌活三钱　秦艽三钱　香附一钱　炙甘草二钱　当归三钱　川芎二钱　桃仁三钱　五灵脂二钱　没药二钱　红花三钱

微热，加苍术、黄柏各二钱，虚弱加炙黄芪一二两。

【一切痛症】

遍身骨节疼痛，或在一处作痛不可忍。

处方：人参　白术　茯苓　当归　炙甘草　天南星各三钱　生地黄　天麻　陈皮　赤芍　羌活　独活　防风　黄芩各三钱　川芎钱半　水煎服。

【手足不能屈伸，周身疼痛】

方名：消风散

处方：人参三钱　白术三钱　茯苓三钱　炙甘草三钱　当归六钱　防己二钱　独活三钱　羌活三钱　木瓜二钱　牛膝二钱半　秦艽三钱　半夏二钱半　防风二钱　桂枝二钱半　元胡三钱　枳壳二钱　炙黄芪一两

方名：舒肝散

又方：当归五钱　元胡五钱　辣桂五钱　木瓜二钱　没药二钱　五加皮三钱　赤芍一钱　防风一钱　威灵仙三钱　炙黄芪一两　炙甘草二钱

方名：赶痛汤

又方：乳香二钱　没药二钱　地龙三钱　香附三钱　桃仁四钱　红花三钱　甘草节三钱　牛膝三钱　当归五钱　羌活三钱　五灵脂二钱　炙黄芪一两　赤芍二钱　防风二钱

【 寒湿之气，痹滞关节麻木、疼痛 】

方名：续断丸

处方：人参二两　续断一两　白茯苓一两　山萸肉一两　桂心两钱　薏苡仁一两　山药一两　九地二两　牡丹皮一两　麦冬一两　石斛一两　鹿角胶一两　防风　白术各七钱

共细末，蜜丸如桐子大。每服五十丸，温酒送下，早晚空心服。

【 中风引起的半身不遂、昏倒、语言涩滞、手足麻痹、嗜睡，体温尚正常 】

处方：黄芪二两　淫羊藿一两　赤芍三钱　红花五钱　秦艽三钱　僵蚕二钱，炒　地龙三钱　归尾五钱　川芎二钱　桃仁五钱　续断四钱　橘络二钱　川牛膝三钱　水煎服。

便秘加肉苁蓉五钱；嗜睡加生枣仁五钱；素体阴虚加龟板三钱；素有痰饮者及肥胖者，加茯苓、半夏、枳壳各二钱，常服准好。

出处：王清任《医林改错》。

【筋骨风寒暑湿，半身不遂，抽筋麻木】

处方：生川乌一两　生草乌一两　杏仁去皮尖，十四个　大枣十四个，去皮核研泥

上药为细末，做成八十丸，每服一丸，开水送下。

出处：王世乔传。

【半身不遂，口眼歪斜，言语涩謇，口角流涎，大便干燥，遗尿】

处方：生黄芪四两　赤芍三钱　川芎一钱　归尾五钱　地龙一钱，去土　桃仁四钱　红花四钱　水煎服。

如服凉药过多，加附子四五钱；如服散风药过多，加党参四五钱；如大便干燥，加大黄。

出处：王清任《医林改错》。

【瘫痪，身腿不能动作，诸疮诸病皆治】

方名：黄芪赤风汤

处方：生黄芪二两　赤芍四钱　防风三钱　水煎服，小儿减半。

注：无病服之不生疾，有病能祛，虚实皆治。

出处：王清任《医林改错》。

【半身不遂，口歪眼斜】

方名：黄芪五物汤

处方：黄芪七钱　白芍五钱　生姜三钱　桂枝二钱　大枣去核，五枚　水煎服。

左半身不遂，加当归；右半身不遂，倍加黄芪；手软加桂枝；足软加牛膝。兼用针法，针百会、肩井、肩髃、曲池、合谷、环跳、三里，俱补。

【 胸腹、腰背、手足、头肿，口角流涎，卧则喉内有声 】

方名：补中逐邪汤

处方：茯苓一两　白术五钱　薏苡仁五钱　人参一钱　桂枝三钱　荆芥二钱　水煎服，五服病除。

【 黄疸症 】

处方：茵陈、大枣、红糖适量，共煎服，病愈药止。

【 胖肿症 】

处方：大黄五钱　草蔻三钱　玉金二钱　陈皮二钱　巴豆霜二钱

共为末，炼蜜为丸如桐子大。每日服三次，每服十至二十丸，开水送下。

【 全身浮肿 】

处方：生地五钱　白术五钱　当归四钱　茯苓四钱　五加皮四钱　瓜蒌四钱　广陈皮四钱　姜皮三钱　党参三钱　木通二钱　猪苓二钱　泽泻二钱　莲肉二钱　煎服，利水消肿。

又方：干芦根、白萝卜、樟根、豆腐，煮吃。

【全身黄肿】

处方：大蒜半斤　红糖四钱　陈醋一斤　花椒二十粒　熬水服，三次立愈。

加减：若咳嗽，杏仁为引；若红痢，甘草为引；呕吐酸水，乳香为引；上吐下泄，姜水为引；小儿抽筋风，薄荷为引；妇女血崩，槐花为引；干血劳症，红花为引；头腹痛，无根水为引；红痢内伤肚胀，姜水为引，皆可治之。

又方：苦丁香三钱　雄家鹊粪三钱　共细末，闻入鼻内，流出黄水，见血即愈，此方不可吃。

【全身劳症】

处方：生地　熟地　天冬　寸冬　白芍　桑皮　杏仁　红花　知母　川贝各一钱　鸡子九个　水煎服。

又方：朱砂　明雄　巴豆①　乳香　血竭　麝香各三钱

共为细末，打糊为丸如桐子大，每服三丸。

辨证加减：五劳七伤大黄引，遍身痛羌活引，大便不通大黄引，小便不通木通引，经血不和川芎引，腹痛茯苓引，中风不语全蝎引，肠风下血茅根引，泄泻葱白引，项痛藁本引，霍乱五加皮引。

【困倦无力】

处方：野苜蓿子四两　稻子花四两　高粱花　玉米花各一斤（或半斤）　共为细末，炼蜜为丸如黄豆大，每服一二丸。

---

① 巴豆有毒致泄，慎用。

【男女筋骨拘挛，麻木不仁】

方名：八宝舒筋散

处方：木耳十二两　归身一两　土茯苓一两半　土牛膝一两　公丁香一两　僵虫五钱　肉桂五钱　鹿角霜五钱　乳香七钱

共为细末。早晚每服二钱，黄酒送下，十天吃完。

【半身不遂，口眼歪斜，语言涩謇，口角流涎，大便干燥，小便频数，遗尿不禁】

方名：补阳还五汤

处方：赤芍三钱　川芎一钱　归尾四钱　桃仁四钱　地龙二钱，去土　生黄芪四两　红花四钱　甘草二钱

若初得半身不遂，再加防风二钱。

出处：王清任《医林改错》。

【头昏、血压高、半身不遂、口眼歪斜、语言謇涩，手足不便】

方一：炙黄芪四十克　赤芍九克　当归三十克　川芎四克　九地二十克　益智仁十九克　防风九克　羌活十六克　元胡九克　官桂六克　炙甘草六克　香附九克　大枣三个　生姜三片　三服，水煎服。

方二：炙黄芪六十克　赤芍十二克　当归三十克　川芎五克　九地二十克　益智仁十五克　防风十二克　羌活十二克　元胡十二克　官桂九克　香附十五克　人参九克（或党参二十克）　炙甘草六克　附子六克　大枣三个　生姜三片　三服，水煎服。

方三：炙黄芪六十克　当归三十克　九地二十克　川芎五克　续断

十二克　山药十二克　山萸肉十二克　木瓜九克　白茯苓九克　桃仁十二克　红花十二克　丹皮六克　元胡十二克　羌活十二克　香附十五克　党参十二克　炙甘草六克　水煎服。

注：三方逐个服用。

【男女劳伤，全身、关节痛，半身不遂；高血压，头昏，口眼歪斜，语言謇止，手足不便】

处方：炙黄芪三十克　柴胡十二克　当归三十克　香附十二克　川牛膝十二克　羌活十克　川芎四克　桃仁十五克　红花十五克　桂枝十二克　续断十五克　防风十二克　熟地二十克　山药十五克　故纸十五克　石莲子去心，九克　山萸肉十五克　白术十五克　薏苡仁十二克　炙甘草六克　木瓜十二克　威灵仙九克　五灵脂九克　秦艽九克　云苓十二克

作汤药：水煎服，熬一次药分三次喝完，一服熬三至五次。

泡药酒：须用五斤好酒，将酒瓶埋于地下四十九天，取出服之。早晚空心服，每服一小盅，病好为止。

注：以上症状，他方不效，用此方甚效。

【腰腿痛】

处方：黄芪二十五克　当归二十克　枸杞子二十五克　鸡血藤二十五克　水煎服。

【半身不遂，周身痛，头昏，口眼歪斜，手足不便】

处方：牛膝十二克　杜仲九克　续断十二克　羌活十二克　独活十二

克　威灵仙九克　木瓜九克　云苓十二克　人参十二克　白术十二克　故纸十二克　当归二十克　天麻九克　山萸肉十二克　莲子肉十五克　山药十五克　熟地十五克　薏苡仁十二克　柴胡九克　赤芍十二克　炙黄芪二十克　元胡九克　桃仁十二克　红花十二克　防风九克　桂枝九克　香附十二克　炙甘草六克　石莲子十二克　益智仁十二克　生姜三片　大枣五枚

【白癜风】

处方：紫草　降香　重楼　白薇　红花　桃仁　生首乌各一两半　龙胆草　刺蒺藜各二十三两　海螵蛸　甘草各一两　苍术六钱

　　共为细末，炼蜜为丸，每丸重三钱。每次服一丸，每日服二至三次，白开水送下。

又方：蒺藜五克，研粉，开水送服。

【麻风】

处方：防风、肉桂、蒺藜、玉米、苦参各四钱，共细末，蜂蜜为丸如豆大。

内外妇儿

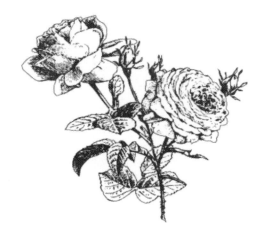

内　科

【消渴、气喘、虚疾、浮肿、口舌喉烂症，此症最危】

处方：金银花一两　天冬一两　人参三钱　麦冬五钱　熟地五钱　茯苓五钱　水煎服，三服立愈。

【肝气痛、心跳快、夜梦多】

处方：当归三十克　熟地三十克　柴胡十五克　川芎四克　桃仁十二克　红花十二克　香附十五克　枳壳九克　桔梗六克　牛膝十二克　良姜十五克　赤芍九克　炙黄芪三十克　小茴香六克　干姜十二克　炙甘草三克　海南沉香六克　水煎服。

注：夏天少加干姜。

【全身无力，胃气与肝气相顶，胸口痛，有郁气】

处方：炙黄芪二十克　香附十五克　防风九克　当归十五克　生地十二克　桃仁十二克　红花十二克　柴胡十二克　桔梗九克　牛膝十二克　小茴香六克　炙甘草四克　水煎服。

【五种黄病：黄疸、谷疸、酒疸、女疸、劳疸】

单方：黄汗者，乃大汗出入水所致，身体微肿，汗出如黄汁。生茅根一把，细切，以猪肉一斤，合作羹食。

【蛊证总论】

水肿之证，有阴有阳，察脉观色，问证须详。阴脉沉迟，其色青白，不渴而泄，小便清涩。脉或沉数，色赤而黄，燥粪赤溺，兼渴为阳。水肿气急而小便涩，血肿气满而四肢寒。

蛊证大要有二：曰单腹胀，曰双腹胀。喘急气满，肿而不安，四肢微肿，此单腹胀，因内伤七情所致，取效微迟；四肢浮肿，肚大身重，此双腹胀，因外感风湿所致，取效甚速。又有水肿、气肿之分，以指按肿处，有陷随起，随起者气肿，先须理气。陷指起迟者，水肿也，只须导水立愈。凡人四十以上，气血壮盛者，得效之后，善自调理，终身不发。五十以后，气血稍衰，调摄不谨，时或再复，此药尚能治之。但屡复屡治而元气耗，则难为矣。脉浮洪易治，沉细难治。浮洪者，只用金不换木香丸；沉细者，兼用沉香快脾丸，先服木香流气饮。

一论诸气痞滞不通，胸膈臌胀，口苦咽干，呕吐不食，或肩腹胁走注刺痛，及喘急痰嗽，面目浮虚，四肢肿满，大小便闭涩。又治忧思太过，怔忡郁积，脚气风湿，聚结肿痛，喘满胀急。此药调顺荣卫，流通血脉，快利三焦，安和五脏，凡治臌胀，当先用此。

1. 木香流气饮

处方：木香七钱半　丁香皮七钱半　藿香七钱半　半夏汤泡，五钱半　人参五钱　白术五钱，去芦　赤茯苓五钱　厚朴二两，姜炒　青皮二两，去白　陈皮四钱　草果七钱半　槟榔、大腹皮各七钱半　香

附二钱　紫苏二钱　木瓜五钱　白芷五钱　麦冬五钱，去心　莪术七钱半，煨　肉桂七钱半　木通一钱　石菖蒲五钱　甘草一两　生姜三片　枣二枚　水一碗半

煎至七分，去渣，热服。

加减：本方加沉香、枳壳、大黄，去藿香、石菖蒲，名二十四味流气饮。臁肿加白豆蔻，肿满加黑牵牛，头面肿加葱白，肚腹肿加枳实，倍青陈皮；脐至脚肿，加桑白皮。

2. 金不换木香丸

处方：大戟五钱　芫花炒，五钱　甘遂五钱　黑丑头末二钱　巴豆去壳，半生半熟，五钱　大黄生五钱　青皮去穰，五钱　陈皮五钱　南木香五钱　青木香五钱　胡椒一钱　病冷倍用　川椒去目，五钱　益智仁五钱　槟榔五钱　大腹皮五钱　苦葶苈五钱　炒射干三钱　桑白皮五钱　木通去皮，五钱　泽泻五钱　连翘五钱　砂仁五钱

上二十二味，为末，醋煮，面糊为丸如梧子大。每服五十丸，壮盛人加七八十丸。第一消头面肿，五更初用葱白酒送下；第二消中膈胸腹肿，五更初用陈皮汤送下；第三消脐以下脚肿，五更初用桑白皮汤送下。

3. 沉香快脾丸

处方：青皮四钱　陈皮四钱　三棱煨，四钱　莪术煨，四钱　苍术米泔浸炒，四钱　白术去芦，四钱　白茯苓四钱　砂仁四钱　草果仁四钱　木香四钱　沉香二钱　丁香二钱　藿香四钱　良姜四钱　大腹皮洗，四钱　肉桂四钱　连翘四钱　商陆白的，四钱　黑丑头末四钱　僵蚕三钱　神曲四钱　麦芽四钱　益智仁四钱　雄附子五钱，看病虚实，实者不用

上二十四味，为末，面糊为丸如梧桐子大。每服三四十丸，照前用之，即第一,五更葱白汤下；第二,五更陈皮汤下；第三,五更紫苏汤下；第四,五更桑白皮汤下。

4. 沉香化气丸

处方：青皮　陈皮　三棱煨，莪术煨　人参去芦　白术　白茯苓　山药　砂仁　白豆蔻　丁香　木香　沉香　槟榔　石菖蒲各六钱　官桂一钱　萝卜子二钱　黑丑头末，二两八钱

上为末，醋糊为丸如梧子大。每服五七十丸，姜汤下，一治前症，服药忌盐、醋。一百日之后，用药开盐法。

处方：猪苓　泽泻　白术　白茯苓　肉桂　盐等分

上药每用七钱，用鲫鱼一条，破肚去净肠杂，将前药入鱼肚内，加麝香少许，入瓦内火焙黄色存性，为末，姜枣汤送下。此丸小而有力，勿论病之新旧，能立时回生，壮人只服三丸，弱人、小儿只服一丸，婴儿半丸，孕妇忌服，无病者逢二季节以开水送下一二丸，喝三四次永不生病，也可益寿延年。

注：一论金不换木香丸，治蛊肿之神药也。先服木香流气饮三五剂，通加白豆蔻。次用金不换木香丸收工，后用沉香化气丸调理。或心头烦热者，竹叶石膏汤，热甚者加黄芩。前贤论蛊肿之症有五不治者，面黑如炭，肚大青筋，掌中无纹，脚肿无坑，脐中凸起，此五症亦能治之，间有得生者。如败下黑水者不治，阳事不举者不治，其余青黄红紫皆能治之。又一症，或肿或消，或作泄泻，知脾弱则泄，名曰洪水横流，服此宣之，其肿自消，其泻自止。忌一切生冷毒物、油盐酱醋、鱼鲊鹅鸭、房事等件，无有不效者。

【水臌症】

辨证：有水臌、气臌之分别，气臌肚脐往外凸出，水臌肚脐往里凹。二臌有不治之症，肚脐内或黑或紫或烂，皆不治之症；色如皮肤，还可以服药。服药后忌盐、醋、辣子、猪内脏等百日。

处方： 甘遂五钱　广木香二钱　朱砂二钱　麝香一分　巴豆霜二钱　小米面二钱至三钱半

　　共细末，滚开水和丸如绿豆大，每次服十粒，开水空心服。此方治气臌，胃满不食，胃痛胁胀时，广木香五钱、甘遂二钱，其余药量及服法都一样。若治气臌，此方名香砂化气丹。

【水臌症】

处方： 木瓜、木通各四两，红皮蒜半斤去皮，共药煮熟食之，忌盐百日。

又方： 茯苓二钱　车前子一钱　赤小豆三钱　王不留行五钱　肉桂二分　水煎服，利水，每天一服，病好为止。

又方： 芒硝一钱，卤水一盅。将芒硝入卤水内，喝下立愈。

又方： 广木香、丁香、槟榔、甘遂各五钱，共细末，分四次服，每天一次，黄酒送下，利尿即愈。

又方： 芫花二两，用鸡粪白拌炒，再用香附拌炒，单留芫花为末，每服一钱，开水送下。

【水臌症】（外用）

处方： 巴豆四钱　硫磺一钱　麦粉三钱。或麦粉或青粉，用时更变

　　三味共细末，用水和匀作饼；另用新棉花铺脐上，再把药饼

放上面，以飘带系紧。病人在屋内缓行，下时水由大便泄下，日行数次，其臌自消，忌盐一百日。

【 水臌、气臌症 】

处方： 南血竭三钱　甘遂一钱　砒砂二钱

共细末，加大麦面和均，用砂锅焙饼，分两天食之。忌盐、豆、面、酱、生冷食物百日，忌金瓜、猪头肉三年，忌无鳞鱼、马生菜①，一生不食。

又方： 臭老汉草②、蒜瓣、核桃树叶、艾叶熬水，用大尿瓦罐盛装，脱衣入水中，用大被盖住，只露头在外，出汗三五次即愈。

【 惊吓气喘、身热肿胀、遍身凹高、不便、呃逆、气急症 】

处方： 瓜蒌四钱　川朴三钱　枳实三钱　木香钱半　大白③三钱　杏仁二钱　款冬花二钱　姜皮一钱　麸皮二钱　芩皮二钱　木瓜二钱　防己二钱　木通二钱　湖莲二钱　白附子钱半　苏子二钱

水煎服。一剂肿消、便通；二剂喘定、热退；三剂，病可痊愈。面肿消则去白附子，加文术最良。

【 治通身肿，肚腹不大 】④

方名： 蜜葱猪胆汤

处方： 猪胆一个取汁，白蜜四两四钱，调和一处，四个一寸带白葱

---

① 马生菜：即马齿苋。
② 臭老汉草：陕西野生草药。
③ 大白：为槟榔别名。
④ 从王清任《医林改错》校。

头，黄酒半斤，用酒煎葱两三沸，将酒冲入蜜胆内，服之立效。

出处：王清任《医林改错》。

【男女心闷气胀、气滞胃寒、饮食不消、犯胃呕吐】

方名：五香丸

处方：香附一斤（一半生） 灵脂一斤（一半生） 二丑一斤（一半生）

二丑、灵脂各炒一半，香附醋炒一半，另加白蔻、广木香各一两半，共细末，每服一钱，量人减少，空心，开水送服。

【黄病症】

处方：苦丁茶为末，吹鼻孔内，眼中流泪，自效。

又方：茵陈、大枣、红糖，常服，自愈。

【肝气上冲、下冲痛症】

方名：逍遥散

处方：芍药三钱 当归五钱 白术三钱 茯苓三钱 柴胡三钱 炙甘草二钱 煨姜三片 煎服。

【男女脏腑百病皆效】

方名：化滞丸

处方：炙香附二斤半 楂肉二斤半 建曲一斤四钱 苏合香一斤 二丑二斤半 海沉香二斤四钱 麦芽一斤半 玄胡二斤半 灵脂二斤半

共细末，醋糊为丸如绿豆大，煅礞石醋激为丸衣。每服一钱，小儿五分。

注：此丸救人甚众，活人无数，随用应手，奇效非常。不论男女老幼，远年近日杂症，一切时症、外感伤风、食积、伤寒、四时不正之瘟疫，一切山岚瘴气、中毒、疟疾、痢疾、呕吐、头痛、红白痢疾、心腹疼痛、食后气逆嘈杂、气闷不舒、胸腹胀满、不思饮食、伏暑霍乱、不服水土、大便干结、小便不利、妇女经水不调、月经不通，皆能治之。又能化积聚，化酒食，化痰气，化肿胀，化疼痛，化痞块，化水臌，化气肿，并化一切疮毒。化而不见，而不动不伤元气，善通三关，推陈致新，理胃开胸，百病消除。大人每服一钱，小儿五分，如初感风寒，壮热停食、停饮、疟疾等症，多服方可见功，不然则如杯水车薪之虞。总之，此丸少服，常用百病不生，饮食调均，真有健脾养胃之能、调气活血之妙，食后姜汤送下，或白开水送服，孕妇忌之。

【男女内科百病】

方名：神效普救丸

处方：明雄五钱　玉金五钱　巴双去油，四钱　乳香末一钱半　没药末一钱半　陈皮钱半　广木香钱半　牙皂钱半　胆南星二钱　紫蔻二钱　牛黄一钱　麝香二分　琥珀二分

共细末，醋打面糊为丸如绿豆大，朱砂为衣。每服以人定量，最多不过三十丸。

加减：（一）心痛、肚胀、阴症、伤寒、感冒时痛、咳嗽痰喘气急、白痢、噎食、反胃，俱用姜汤引；

（二）鬼祟邪气，误吞毒物，岚瘴，不服水土，俱用开水送服；

（三）烟瘾，用红糖送下；

（四）瘟疫、热病、中暑、霍乱、痧症，用阴阳水送下；

（五）酒伤，用白糖水送下；

（六）二十四样气、带，并气痛，用木香陈皮汤送下；

（七）呕吐，用乳香汤送下；

（八）三十六种风并疯狗咬伤，用荆芥防风汤送下；

（九）咽喉痛，用雄黄汤送下；

（十）七十二般痰症，并迷心窍，用石菖蒲、枣仁、灯心汤送下；

（十一）腿痛用牛膝汤送下；

（十二）诸疮、腮肿、瘤痈疽疔毒①、无名肿毒，大小疮，用黄酒引；

（十三）红痢，用甘草引送下；

（十四）左瘫右痪，口眼歪斜，用当归、苍术煎汤送下；

（十五）心烦内热，用砂仁、山楂、黄芩煎汤送下；

（十六）鼻痛，干硬痛痒，破后流黄水，用黄连汤送下；

（十七）失心疯癫狂，用玉金、白矾、薄荷煎汤送下；

（十八）小便赤烂，用车前子、甘草、滑石煎汤送下；

（十九）六痢滑肛，用诃子肉、草豆蔻煎汤送下；

（二十）眼疾肿痛，用菊花、羌活草汤送下；

（二十一）黄肿，用茵陈汤送下；

（二十二）咽干口苦，用楂、芽、乌梅汤送下；

---

① 瘤痈疽疔毒：为一种毒疮，常表现为大片块状化脓，为炎症。

（二十三）淋症，用灯芯引；

（二十四）水肿，气臌，用麦冬、茯苓煎汤送下；

（二十五）吐泄，用干姜煎汤送下；

（二十六）牙痛，用防风、升麻煎汤送下；

（二十七）肚痛，用艾叶、醋微热送下；

（二十八）痔瘘，用明矾汤送下；

（二十九）膨闷，用枳实、厚朴汤送下；

（三十）胸结，用青皮、桔梗汤送下；

（三十一）大便团涩，用牙皂汤送下；

（三十二）头痛清，用茶引；

（三十三）肠风脏毒，用苍术米汤送服；

（三十四）背痛，用盐汤送下；

（三十五）咳嗽，用炙杏仁引；

（三十六）痢，用乌梅、柴胡汤送下；

（三十七）妇女干血痨症，用黑豆、红花汤送；

（三十八）妇女经闭，用桃仁、红花汤送；

（三十九）经后腹痛，用槟榔、木香汤送；

（四十）妇女血崩，用槐花汤送下；

（四十一）妇女赤带胶，用红花汤送下；

（四十二）妇女左右胁下块俱痛，用香附、地骨皮送服；

（四十三）妇女经前腹痛，用川楝子、小茴香、延胡汤送；

（四十四）妇女经水涩（滴水不尽），用大葵花、红花、苏木汤送下；

（四十五）妇女经来腰痛、血昏，用桃仁、红花汤送下；

（四十六）小儿食积痞块，腹大青筋，用红糖引；

（四十七）小儿急惊风，用薄荷引；

（四十八）婴儿胎毒，头面生疮，用金银花引；

（四十九）以上所加药引各一钱，空心服。片时腹动，先下粪，后下水末，白为寒，黄延为热，长条为积，卵为惊气，裹食大虫为痞，小虫为蛊，多下病愈。

【头痛、正顶、偏头痛、高血压、半身不遂、腰痛、全身浮肿】

处方：炙黄芪二十克　当归二十克　远志十二克　五味子九克　山药十二克　枸杞子十二克　莲子十二克　山萸肉十二克　续断十二克　石菖蒲九克　巴戟肉五克　肉苁蓉三克　熟地十二克　牛膝十二克　小茴香六克　杜仲九克　楮实子六克　茯苓十二克　薏苡仁十二克　甘草三克

为细末，枣泥、蜂蜜制成丸，一丸三钱。一天三丸，一次一丸，开水冲服。另儿茶与雪水煎服，可治高血压。

【胆结石】

处方：猪苦胆、鸡蛋各三个，调匀，用瓦片焙干，炼成细末，用黄酒调服。

【吐血不止】

处方：吐出的血块炒黑研末，用麦冬加水调服，每次三分。

又方：白茅根一握，水煎服之，用根洗捣汁，日饮一合。

又方：黄连一两，捣散，每服一钱；水七分，入豉二十粒，煎至五分，去滓，温服，大人、小儿皆治。

【睡中盗汗】

处方：防风二两　芎䓖一两　人参半两

为末，每服三钱，临卧饮下。

【解诸药毒，已死】

处方：只要心间温暖者，乃是热物犯之，只用防风一味，擂冷水灌之。

【血压高头晕】

验方：新鲜菠菜，开水冲服，不放盐，五七日后血压自降。

【血压高，头晕眩，鼻塞，脉沉】

处方：杭芍四钱　珍珠母六钱　灵仙四钱　天麻钱半　龙胆草七分　生竹茹四钱　生石膏二钱半　活磁石擀末，四钱　生石决明擀末，二钱　荆芥穗炭一钱　藁本一钱　冬桑叶五钱　白芷一钱半　车前子五钱　水煎服。

服三剂，待头轻后，加牛膝三钱；再吃二剂，腿部恢复；五六剂后，血压降低；再吃精神已快。

【感冒风寒症】

处方：羌活三钱　防风二钱　苍术二钱　白芷二钱　川芎二钱　生

地三钱　黄芩二钱　甘草二钱　细辛一钱　三剂自痊。

又方：白萝卜、生姜，红糖做引，熬水服，立愈。

【 各种感冒头痛、身热、腰腿酸 】

处方：当归五钱　麦冬五钱　茯神五钱　白术五钱　玄参二钱　黄芩二钱　紫苏一钱　贝母一钱　羌活二钱　甘草一钱　细辛一钱　防风二钱　水煎服，一剂自痊。

【 感冒 】

处方：葱白头、生姜各三十克，食盐六克，共捣成糊状；白酒一盅，入内调均，然后用纱布包之，擦前胸、后背、手心、脚心、腋窝，涂擦一遍后，安卧半时，有汗出。

【 癌症 】

处方：半枝莲一两、白花蛇舌草二两，加水十五碗，煎两小时，日夜当茶饮，每月煎一次服用。

注：半枝莲清凉无毒，刚服后不能饮用开水。服后大小便常有脓血排出，服三至四月方能根除。

【 练轻功药 】

处方：茯苓、桂心各一百五十克，研末，蜜糖制丸如手指大。日服三次，每次服五丸，甜酒水冲服。

【一切胃肠病良方】

胃酸过多，胃下垂，胃生痛疽，日夜疼痛不停，胃神经痛，消化不良，闷胀不适等，均有效。

处方：正川七一钱研末，瘦猪肉四两切成片置碗内，将川七末放在肉上，加半碗清水，上锅蒸熟，汤肉食之。每隔一日吃一次，轻者三五次愈，重者十余次。孕妇或经期勿服。

【糖尿病】

处方：粟米一钱、正怀山三钱、北芪三钱，水二碗，煎取碗半，加猪肾一条，去油，炖成八分服。

【胃病】

处方：小粒生番仔姜三粒，每日服之，一周见效，用滚水服，治九种胃病。

【夏天伤风感冒，咳嗽，引起喉咙发炎，怕冷，发烧】

处方：当归十五克　党参十克　黄芪十五克　茯苓六克　白术九克　杏仁六克　川芎五克　羌活六克　贝母六克　陈皮六克　法半夏六克　柴胡十二克　防风三克　细辛三克　甘草三克　黄芩十二克

【肾经病】

肠胃不好，大便不调，头痛，手、胳膊发麻，腰背疼痛，因生育之后得病。

处方：炙黄芪三十克　当归二十克　熟地十五克　柴胡十二克　桃

仁十二克　羌活十二克　红花十二克　官桂九克　肉苁蓉九克　香附十二克　川芎四克　桔梗九克　乳香九克　没药九克　小茴香六克　桂枝九克　炙甘草五克　水煎服。

【鼻出血】

处方：鲜生地捣汁，加适量白糖饮用。

【风出怪病】

临卧浑身风出，只能喝点水，在床上昼夜号哭不停，舌尖出血不止，身体牙齿发黑，唇动鼻开。

处方：饮盐醋汤，十多天可愈。

【干霍乱及霍乱转筋】

处方：炒盐一包，熨心腹，让气透出，再熨背。后用盐填脐中，于盐上烧艾炷七壮即效。

【突发性休克】

处方：盐一盏、水二盏，一起服，用冷水喷激面部。

【口臭】

处方：香白芷七钱，捣成末，分作五次服，每天饭后用开水送服一次。

【多年咳嗽】

方名：龟肉酒

处方：生龟三只，去肠，处理方法和食用相同。加水五升，煮沸后取三升浸曲，酿秫四升，平日饮用。用于各种方法医治无效的陈年咳嗽。

【疝气偏坠，妇人崩中下血、胎产不下】

方名：霹雳酒

处方：铁锤、铁斧之类烧红后，浸入酒中，然后饮用。

【烫火伤灼】

处方：以醋酸淋洗，并以醋泥涂伤处，不留疤痕，妙法。

【五劳七伤，吐血虚瘦】

处方：初生胎衣洗净后，以酒煮烂，捣如泥，加白茯苓末适量，为丸如梧子大，每次服百丸。

【热病劳复】

男子反复发热，睾丸缩入腹内，疼痛异常。

单方：月经中的赤衣烧为末，用开水服少许，即止。

【小儿腹胀】

单方：取父母指甲烧为灰，敷于母亲乳房上，小儿吃母乳而入腹，则病愈。

【 小便不通，腹胀如鼓 】

单方：一个田螺、半匕盐，生捣，敷在脐下约一寸三分处即通。

注：熊诚彦曾得此病，一奇人传授此方。

【 痈疽久不收口 】

处方：鳖甲烧存性，研末，掺在疮口上。

【 久痢不止 】

处方：罂粟壳用醋炒后，加金樱花 [①]、叶及子等分，制成末，和蜜制成芡子大的丹丸。每次服五七丸，用陈皮煎汤服下。

【 汤火伤 】

处方：经霜的桑叶，烧存性为末，用油调匀，敷患处，三日即愈。

【 反花恶疮，腐肉翻出如饭粒，根深脓溃 】

处方：柳叶三斤、水五升，煎汁一升，再熬成汤，每日涂三次。

【 减肥方 】

处方：扫霜桑叶　荷叶　绞股蓝各十克　山楂十五克　草决明五克　煮水喝。

---

① 金樱子：四月开白色花，夏秋结果实，有刺。

【贫血】

处方：黑芝麻一斤，炒熟，研细末，加蜂蜜、白糖适量，做成丸。一次十五克，一天两次。

【高血压】

处方：黑芝麻、醋、蜂蜜各三十克，红皮鸡蛋一个（先煮熟），放一起煮熟吃。

【肾虚】

处方：宁夏枸杞、熟地黄、山芋肉、莲藕等，煲粥吃。

【大便出血】

处方：生黄芪煎水，加熟地、党参、莲子、红枣等，煲粥吃。

【五绝死】①

单方：心头温者，以半夏末吹鼻皆可活；或皂荚末吹耳鼻，或梁上尘吹耳鼻，或葱白刺耳鼻出血，即愈。掐人中，提顶发，及大指甲下离一韭叶许，各灸数壮，更灸脐下。

【冻死】

单方：略有气者，炒灶灰包熨心上，冷即换，待气回。

---

① 五绝死：乃缢死、跌死、魇死、淹死、压死是也。世人祸成仓猝，往往不救。然此等之死，五脏未绝，因外来之祸，而枉死者也（引文出自《石室秘录》）。

外　科

【 黄水疮 】

处方：胆矾、白矾各等分，共炙化成末，用猪油调抹患处，三次愈。

【 各种毒疮、黄水疮、瘰疬、破伤等症 】

方名：绿云膏

处方：黄连　黄柏　黄芩　大黄　元参　木别子[①]各三钱　铜绿三钱，另包　猪苦胆四五个　陈醋二两　香油四两　松香一斤

　　先将前六味药入油内泡，春五、夏三、秋七、冬十天，然后将油药一起炸枯色，去渣不用；放松香再熬，滴水成珠，倒水盆内，用手扯拔成金黄色，加铜绿、苦胆、醋拌均后，和药同放入锅内，用小火熬至滴水成珠（万不可用大火），绿云膏成也。

【 无名肿毒，红肿高大，疼痛难忍 】

处方：雄黄二钱　蟾酥二钱　梅片三钱　麝香一分　藤黄三钱　白信三钱

　　共细末，露水为锭，上患处即痊。良方。

---

① 木别子：木鳖子的别名。

【 无名肿毒 】

处方：生半夏、白及、银珠等分，共细末，凉水调抹患处，三次即好。

【 一切肿毒 】

方名：赤龙散

处方：野葡萄根为末，用水调均，涂之即愈。

【 小儿鹅口，满口白烂 】

处方：贝母去心研细半钱，水五分，蜜少许，煎三沸，缴净抹之，日四五度。

【 瘰疬鼠疮，满项满胸，破烂流脓，无不应手取效 】

方名：硇砂丸

处方：硇砂二钱，研细　皂角子一百个　干醋一斤

前两味入醋内浸三日，入砂锅内熬之，将干，将锅底硇砂拌干皂子上，候干，以微火焙干，或以炉台上炕之。每晚嚼五粒或八粒，一日早晚或吃两次，以滚白水送。然干则皂子过硬，为末服亦可。方内硇砂有红、白二种，余所用为红色者，未知白色硇砂功效若何。硇砂红色者，出库车北山洞中，夏令从洞中出火，人不能近前，冬令回民赤身近洞取之。《本草》言西域盐卤熬成者，误也。①

---

① 按《医林改错》校对。

出处：王清任《医林改错》。

【疮久不收口症】

单方：熟鸡蛋黄熬成油，再用净白布贴油敷患处，自好。

又方：青年人手足指甲、头发烧灰，用鸡蛋黄熬油调抹患处即好。

【无名毒疮、黄水疮、瘰疬破伤等症】

处方：生川乌　生草乌　生南星　生半夏　白及　陈消粉炒黄各等分　共细末，原酒调，敷患处，自痊。

【黄水疮症】

处方：寒水石　铅粉　松香　苦矾等分

共细末，香油调，敷患处，三次自痊。

【一切内疡及疮块等症】

处方：白芷　当归　赤芍　元参　肉桂　大黄　生地　木别子各二两　槐柳枝各一百寸　香油六斤

将前九味药入油内浸泡，春五、夏三、秋七、冬十天，然后用小火将前药共炸枯为度，去渣不用；入血余（即头发）二两，用小火炸为浮起，再用秤称准一斤油、六两丹，或五斤油，二斤半丹也可，夏天多加丹，冬天少用些，滴水成珠为度；再加乳香五钱，没药三钱，轻粉四钱，阿魏三钱，四味共细末，入膏内化完；放冷水盆内扯拔以消火毒，膏成也。

注：丹是广丹，可把膏药放流水冲过。

【癣症】

处方：斑毛 ① 七个，瓦上焙干，去翅不用，原酒浸三日，调抹患处，三次即愈。

【男女赤游风、肿痒】

赤游风发痒，去抓就肿。

注：不治能杀人。野葡萄根捣泥涂之，立消。

【男女破伤、鱼口、便毒症】

处方：大黄三钱　黄连三钱　桃仁三钱　轻粉五分

共为细末，大枣泥为丸，共十四丸。早晚各服一丸，空心服，开水送下，七日服完。

【溃烂诸疮】

方名：木耳散

处方：木耳一两，焙干，为末；白砂糖一两，和均，温水浸糊，敷患处。

出处：王清任《医林改错》。

【初发疮】

疮只是个脓包，未溃烂。

处方：苍术、乌药、杏仁各一两，共细末，每服三钱，早晚空心

---

① 斑毛：即斑蝥，有剧毒，内服宜慎，体弱者及孕妇忌服。

服，开水送下。

【溃烂疮疡】

处方：金银花一两　蒲公英五钱　天花粉二钱半　水煎服，二三服立好。

【一切刀伤新旧者，或自生脓者】

方名：石打膏

处方：石花①、松香、红蓖麻子、轻粉，共打为膏。

【疮初起】

单方：百合及白糖捣烂，敷患处即效。

【黄水疮症】

处方：龙黄②、雄黄、黄丹、黄香、铜绿各等分，研细末，真菜籽油调和，抹患处。先用浆水、艾叶或薄荷水洗，去疮甲后抹药，自全。

【无名肿毒、恶疮、疙瘩】

方名：千捶膏

处方：乳香三钱　没药二钱半　明雄二钱　铜绿二钱　轻粉五分、黄香二钱　血力花二钱半　儿茶四钱半　杏仁五十粒，去皮尖　月石二

---

① 石花：别名地衣。
② 龙黄：系硫黄别名。

钱　大麻子仁五十粒，去皮

　　共捣之如泥，即成膏。

【 跌打损伤、痛肿 】

处方：用六月寒根，不拘多少，或吃，或泡酒喝。若来不及生吃，用冷水送下；或煎水服，兼洗，立时回春。或加透骨草、竹根、大救架 [①]，四味同用更好。

出处：张应福传。

又方：炙黄芪三钱　云苓二钱　乳香二钱　没药二钱　自然铜四钱　毛姜二钱　柴胡三钱　滑石二钱　川牛膝二钱　三七二钱　续断二钱　木别二钱　血竭二钱　海马一个

　　伤腹部，加杜仲；伤手足，加桂枝；伤头部，加藁本、川芎；大小便不利，加泽泻、车前子。每加之药各一钱，用开水煎服，另用滚酒引，大小便有瘀血而出，一服即愈。

出处：庄新田传。

【 伤力 】

单方：高粱、乌梅，共研细末。

出处：李至林传。

【 跌打损伤 】

方名：玉龙膏

----

① 大救驾：又名葫芦七、荷叶七、山紫菀。

处方：白蔹　升麻　当归　川芎　连翘　银花　甲片　川乌　象皮
各四钱　香油一斤　乳香钱半　没药钱半　轻粉三钱　冰片三钱　麝
香三分　白占① 二两

　　将前九味药入油，炸成枯色，去渣；入宫粉② 三合，离火，入
乳香、没药、轻粉、冰片、麝香；再将白占投入，摊贴之。此膏
去宫粉即糕子药，贴破烂诸疮，真良方也。

【跌打损伤，皮肉青肿，或骨折骨碎，或昏迷不醒，以及金刃他物所伤，皮破出血者】

处方：冰片一分　元寸一分　辰砂一钱二　乳香一钱二，去油　红花
四钱　血竭一钱六　雄黄四钱　儿茶三分　归尾一两　没药一两四分

　　以上十味共细末，储瓷瓶内，黄蜡封口，勿令走气、走潮。

辨证：（一）跌打损伤，皮肉青肿未破者，用陈醋调敷患处，肿消
即愈；

　　　　（二）治刀伤并各器械伤、皮破出血者，以药末掺上包裹，
不可见风，血止即愈；

　　　　（三）内伤骨碎或骨已折断，先将骨拼接好，用陈醋调药末，
厚敷患处，以纸裹，外加老棉絮包好，再用薄板片夹护，将绳慢慢
捆紧，不可移动，药性一到，骨自接矣；

　　　　（四）刀伤深重，未至透膜者，先用桑皮线缝好，多掺药于
上，以活鸡皮急急贴护；

　　　　（五）跌打昏迷不醒，急用少许，以陈醋冲服，自然醒转，

---

① 白占：为虫白蜡的别名。
② 宫粉：为铅粉别名。

以便调治。①

【一切红伤症】

方名：金伤七厘散

处方：血竭花三钱半　儿茶二钱　乳香二钱　没药二钱　象皮二钱半　三七二钱　明矾二钱　龙骨一钱　元寸三分　梅片三分　朱砂三分　当归五钱　花粉三钱

共细末，每服五分，黄酒送下，此药可加露水，起死回生之方。

【刀伤、枪口起箭头，割烂肉不痛，外上此药】

方名：金枪麻药

处方：川乌尖五分　草乌尖五分　蟾酥四钱　古月②一两　生半夏五钱　生南星五钱　荜茇五钱　细辛一两

共细末，烧酒调敷，伤处立时止痛。

又方：胡茄子③一钱　姜黄一钱　川乌一钱　闹羊花二钱

共细末，每服五分，解时甘草汤服之，即醒。

【开水烫伤、蝎子伤】

处方：白附子十二两　白芷二两　防风一两　生南星一两　羌活一两

共细末，香油调抹患处，自痊。

---

① 按《种福堂公选良方》卷四"十宝散"校对。
② 古月：为胡椒别名。
③ 胡茄子：又名曼陀罗子，有毒。

【各种外疮难愈，百药不效】

处方：牛苦胆装满黑矾（或白矾），放阴处阴干，研细末待用。

辨证：外疮若流脓水，单撒药末；若外疮干燥、干裂者，用菜籽油和匀疮口，再敷药。

【跌打伤】

处方：川芎　乳香　没药各三钱　当归五钱　苏木四钱　红花五钱　甘草一钱　水煎服。

【接骨】

方名：十仙接骨丹

处方：血竭花一两　乳香一两半　没药一两半　猴姜①一两　川断一两　黄瓜子二两　炙硼砂一两　当归一两半　苏土鳖②一两半　炙自然铜六两

共细末，每服二三分，原酒送下，其骨自接，瘀血自然吐出。

【一切疮症】

方名：珍珠散

处方：轻粉五分　珍珠五颗　冰片五分　龙骨二钱　黄丹八分　儿茶一钱　炉甘石三钱　乳香一钱　共细末，上疮。

又方：乳香一钱　没药一钱　血竭花一钱　儿茶五分　赤石脂五分　龙骨一钱　轻粉二钱　象皮一钱　海螵蛸五分　冰片二分　共细

---

① 猴姜：为骨碎补别名。
② 苏土鳖：为土鳖虫别名。江苏、浙江所产的体厚而轻，腹中无土，质地优良，被称为"苏土鳖"。

末，上患处。

【一切毒疮】

方名：五毒膏

处方：全蝎三只　蜈蚣二条　龙骨二钱　象皮二钱　血余一钱　血竭二钱　刺猬皮一钱，火烧　蛤蟆一个　香油一斤

　　槐柳杨树枝条，放油内炸枯，取出不用；放黄丹五两，再放前八味药，用小火熬至黏糊，膏成也。若治腹内疮痞，膏药上撒上阿魏、朱砂，其块自消。

【疥癣】

处方：大风子一钱　狼毒一钱　血竭一钱

　　共细末，取猪板油二两，用油卷药外，用布包好，边烤边擦患处。

【各种癣疳、毒疮未成者】

处方：皂角一钱　归尾三钱　银花一钱　花粉一钱　乳香五分　红花六分　沉香六分　石决明六分　白芷二钱　防风二钱　连翘六分　甘草节一钱　大黄二钱　煎服。

【阴疽疮】

处方：熟地一两　白芥子二钱　鹿角胶三钱　肉桂二钱　姜炭五分　麻黄五分　生甘草一钱　水煎服。哺乳后得者，加土贝母五分。

【阳疽红肿痛】

处方：乳香一两　没药一两，去油　元寸一钱五分　雄精五分

共细末，加小米饭一两，为丸如萝卜籽大。每服三钱，陈醋送下。

【瘰疬结核】

处方：苦参四两（捣末），牛膝汁，共为丸绿豆大，温开水下二十丸。

【梅疮毒】

处方：轻粉　银粉　煅石膏　米珠各五分　梅片三分　共细末，贴患处。

【内外痔疮】

处方：云苓二钱　木瓜二钱　禹二花①六钱　蒲公英二钱　车前子四钱　白鲜皮四钱　红糖引，七八服除根。

【竹木进肉】

单方：蝼蛄三只，大米饭捣烂，调匀，敷患部，竹木自出。

又方：柞树尖七个、大米饭，用法与上同。

---

① 禹二花：为金银花别名。

【水火烫伤】

验方：将兔毛放瓦片上焙干，研细末，加冰片、菜油和匀，用鹅毛或鸭毛蘸末，抹在伤口处可愈，愈后无痕。

【接骨方】①

注：骨折，而外边之皮不伤，正不必用外治之药，然内外夹攻，未尝不更佳耳。内治之法，必须先活血去瘀为先，血不活则瘀不能去，瘀不去则骨不能接也。

方名：续骨神丹

处方：当归二两　大黄五钱　生地一两　败龟板一两，为末　丹皮三钱　续断三两　牛膝二两　乳香末二钱　没药末二钱　桃仁三十个　羊踯躅一钱　红花二钱　白芍一两

水煎服。二剂而瘀血散，新血长，骨即长合矣；再服二剂，去大黄；又服四剂则痊愈。外治之法，必须用膏药而加之末药，渗于伤处为妙。

膏名：全体神膏

处方：当归二两　生地二两　续断一两　牛膝一两　甘草五钱　地榆一钱　茜草一两　小蓟一两　木瓜一两　杏仁三钱　人参一两　皂角三钱　川芎一两　刘寄奴一两　桑木枝四两　红花二钱　白术一两　黄芪一两　柴胡三钱　荆芥三钱　麻油三斤

熬数沸，用麻布滤去渣；再煎，滴水成珠，加入黄丹末（水漂过）一斤四两，收为膏，不可太老；再取乳香三钱，没药三钱，

---

① 按《辨证录》卷十三接骨门校对。

自然铜（醋浸，烧七次）三钱，花蕊石二钱，麒麟竭五钱，白蜡一钱，海螵蛸三钱，为细末，乘膏药末冷时，投于膏中，用桑木棍搅匀取起，以瓦器盛之。临时以煨摊膏，大约膏须重一两。既摊膏药，再入细药，名为胜金丹。

处方：麝香三钱　血竭三两　古石灰二两　海螵蛸一两　自然铜（末，醋浸，烧七次）一钱　乳香一两　没药一两　花蕊石三钱　冰片一钱　樟脑一两　土狗子十个　地虱一钱　土鳖（干）一钱　人参一两　象皮三钱　琥珀一钱　儿茶一两　紫石英二两　三七根（末）一两　木耳炭一两　生甘草（末）五钱

和匀，以罐盛之。每膏药一个，用胜金丹末三钱，渗在膏药上，贴之，大约接骨不须两个也，重则用膏药两个。此膏、此末皆绝奇、绝异之药，倘骨未损伤，只消贴一张即痊，不必加入胜金丹末药也。

【每每昏厥而不可救治之法】

方名：苏气汤

处方：乳香末一钱　没药末一钱　苏叶三钱　荆芥三钱　当归五钱　丹皮三钱　大黄二钱　桃仁十四个　羊踯躅五分　山羊血末五分　白芍五钱　水煎服。

注：逐其瘀血，则血易散而气易开。

【火烫伤】

处方：葵花快落时，摘花放入菜油瓶内，封紧备用。

【对口疮】

治法：黄牛蹄甲埋在火灰内烧焦，加冰片，研细末；用艾叶、薄荷叶煎水，洗去外毒。如有黄水，用干末；没有水，和菜籽油，抹患处。

注：病位在后脑，近风府穴。

【汤火伤，疮赤溃烂】

处方：当归、黄蜡各一两，麻油四两。以油煎当归焦黄，去滓，内蜡搅成膏，出火毒，摊贴之。

注：用此生肌，拔热止痛。

【疗疮肿毒，汤火伤灼，跌打骨折】

单方：疗疮肿毒，白及末半钱，以水澄之，去水，摊于厚纸上，贴之；汤火伤灼，白及末油调，敷之；跌打骨折，酒调白及末二钱，服之。

【跌打损伤】

方名：十八罗汉丹

处方：威灵仙 当归 山药 乌药 五加皮各五钱 白芷 杜仲 牛膝 防风 红花 杞子 破故纸各三钱 龙胆草 木瓜 （广）三七 柴胡各二钱 川芎一钱 香附四钱

共细末，每服四五分，大曲酒送下。

【跌打损伤，未破口者】

处方：白附子一两　防风　川羌活　白芷各二钱　生南星　冬天麻

各一钱

共细末，茶水调抹，另用三钱黄酒送下，其药最效。

又方：先服逍遥散两服，再以玄参、贝母、牡蛎、夏枯草各二两，

炼蜜为丸，每服三钱，开水送下。

妇科（经带类）

【妇女经前腹痛腰酸，数日一行经】

处方：白芍　当归　丹皮各五钱　荆芥　山栀子各三钱　柴胡　香

附　云苓　甘草各二钱　水煎服。

又方：茯苓五钱　白术三钱　白芍三钱　山药三钱　杜仲二钱　菟

丝子二钱　甘草一钱　煎服三、七、九服。

【妇女经前实痛，经后虚痛】

处方：阿胶　荆芥　白芍　茱萸　当归各三钱　巴戟天　山药各五

钱　水煎服。

【妇女杂症，日久不能起床】

处方：冰片　水银　轻粉　硼砂各一钱　全虫二钱　蜈蚣一条　斑

毛六个　蛇蜕二钱　红糖二两

共细末，炼蜜作丸，每服一钱，开水送服。半夜子时服，不要惊动一切响声。此方九死一生最妙，妊妇忌之。

【血瘟症】

妇女流鼻血，胸满闷热，身热恶寒，舌苔黄有刺，滴水不入。

处方：虫蜕十二个　僵虫三钱　川芎二钱　当归五钱　杭芍三钱　生地三钱　枳实三钱　川朴三钱　防风三钱　薄荷钱半　黄酒为引，冷服三服，病除。

【干血劳症】

妇女月不见经血，不思食，日久消瘦，微带咳嗽，早晚发热，至夜更甚，黎明盗汗。

方名：通窍活血汤

处方：桃仁四钱　红花四钱　赤芍钱半　川芎钱半　麝香八厘，绢包　生姜三钱　大葱三根，要白头　大枣七个，去核　黄酒半斤

水煎，把麝香放入黄酒内，再将药液倒入酒内，再煎。分两次服，出汗自痊。

出处：王清任《医林改错》。

【妇女干血劳症】

处方：葱心七个　大蒜七头　人参三钱　火硝三钱　红花三钱　棉花籽一两　黑豆四十九粒

共为细末，拿酒调，同合捣泥。将手洗净，在手心内按擦之，从头至膝，出汗为止。速洗净手，其病自除。

【妇女如痨症】

处方：斑毛七个　甜梨一个

用刀将甜梨切两半，去掉内核，将斑毛装梨内蒸熟，去斑毛食梨。早晨空心吃一个，忌生冷。

【妇女阴户痒】

处方：苍术三钱　朴硝三钱　苍耳四钱　花椒一钱　蛇床子二钱　白矾一钱　雄黄三钱　硫黄三钱　丹参三钱　苦矾三钱

共细末。洗患处后，撒上药末，自愈。

【妇女产后抽风】

两目天吊，口角流涎沫，项背反张，昏沉不省人事。

方名：黄芪桃红汤

处方：生黄芪八两　桃仁五钱，研　红花五钱　水煎服。

【妇女手足抽麻】

处方：羌活一钱　独活一钱

共细末；黄酒十二两，将药入酒，放大碗内；另用铁钟一个，烧红，放碗内煎药。

注：多数由产后所得。不出百日，三服可好；百日外，五服定愈。

【妇女月间风】

处方：荆芥三钱，炒黑，为末，黄酒冲服，出汗自好。

又方：白矾四两（化开）、麦面三钱（化成一把糊），黄酒送服，见汗好。

【妇女盗血、血崩、血昏】

处方：大党五钱　当归五钱　莪术五钱　云苓四钱　艾叶四钱　山萸肉四钱　荆芥三钱　侧柏三钱　砂仁三钱　黑姜三钱　陈皮一钱　煎服，三服可止，十服可痊。

【妇女盗血（血崩症），产后血流不止】

处方：炙黄芪二两　当归二两　白茯苓一两　麦冬二钱　鹿寿茶[①]鲜品二两　钮子七七个，大　重楼七个　炙甘草一钱　莲子四钱　柴胡四钱　大枣七个

水煎服。多加水煎一天，慢慢多服几次。

【妇女子宫出血、血崩，肚痛腰酸】

处方：黑山栀四钱　地榆炭四钱　生黄芪一两　酒当归一两　桑枝三钱

内热加生地黄，气弱加黄芪、田三七末，冲水煎服。

【妇女子宫下垂】

处方：补中益气汤加减。

【妇女五带行经肚痛、胸满、胁胀、烂口、倒痛、腰酸、月经

---

① 鹿寿茶：为鹿衔草别名，又称绿寿茶、录叶七。

痛、腰背肩皆痛；烂眼、昏眼、赤红鼻；安胎、保产，适合产后出血不多，但有血块流出；调经、种子；全身骨节俱痛、七十二翻症】

方名：五行下滞丸

处方：知母三钱 防风三钱 野葡萄根三钱 钮子七一两 重楼一钱 蛇蜕五分 炙白矾（即白矾化开为度）

以上七味共细末，大枣泥（将枣用冷水泡开，过水蒸熟，去皮和籽，捣碎成泥）和为丸，每丸二至三钱，用白绸为衣，系绳七寸长。将丸浸开水三分钟，用本人手指送入阴户内，指尽为度，六、七、八、十日后自下。用药三日后病情稍重，勿要惊怕，此为好转吉兆。

【妇女白带、血崩】

处方：山药一两 柴胡五钱 生白芍五钱 黑栀子四钱 当归四钱 陈皮五钱 土白术三钱 苍术四钱 党参五钱 车前子五钱 芡实五钱 甘草二钱 水煎服。

【妇女五带症】

白带方：白术一两 山药一两 白芍一两 苍术三钱 车前子三钱 苦参二钱 陈皮二钱 半夏一钱 荆芥二钱 柴胡三钱 甘草二钱 水煎服。

黑带方：白术五钱 藁本五钱 茯苓三钱 黄连三钱 知母三钱 栀子三钱 王不留行三钱 车前子三钱 大葱三根 水煎服。

红带方：当归一两 黑豆一两 白芍五钱 生地黄五钱 牡丹皮二

钱 阿胶二钱 牛膝二钱 侧柏叶一钱 白附子一钱 大枣十个 水煎服。

黄带方：山药一钱 白芡一钱 草果一钱 车前子一钱 黄柏两钱 水煎服。

青带方：茯苓五钱 白术五钱 白芍五钱 茵陈三钱 肉桂二钱 柴胡一钱 陈皮一钱 甘草五分 水煎服。

【妇女产后赤白带下、气块血块、经血不调；行经腹痛、腰痛、气滞；一切各症，久服生子】

方名：九制香附散

处方：香附一斤，分成九份 丹参 莱菔子 钮子七 小茴香 生姜 薏苡仁 酒 醋 童便各二两

　　各浸一份，春五、夏三、秋七、冬十天；另用细火烧干，外加艾绒、当归各二两，川芎一两，共细末，每服二三钱，空心开水送下。

【妇女产前产后风症，及伤风感冒，头痛咳嗽，阵发寒热，初生小儿各种风症】

处方：葛粉六钱 高良姜六钱 小盘龙① 半斤至一斤 小麦麸子一斤

　　先将前药为细末，再用好醋一斤，同药和麦麸子拌均，细火炒焦后为细末。每服一酒盅，用红糖和酒少许为引，服药后发汗，小儿服用，勿用酒。

---

① 小盘龙即鸽子粪，斑鸠粪更好。

【妇女月经不调、血气不合、腹内痛、久不受孕、干血劳等症】

处方：全当归二两　川芎二两　乳香二两，去油　没药二两去油　白术二两　白芷二两　半夏二两　木香二两，土炒　斑毛二两

　　斑毛、糯米同放砂锅内，炒黄色，去头足翅。以上九味共为末，瓷瓶装储，黄蜡封口备用。经水不调，腹痛种子，必须见经后，姜汤送下六分，一服即孕，万勿多服。行经、胎妇来服，各则有损。治肝血劳，无论经前之有无，姜汤送下六分。如服下不应者，必迟至三四个月，再服六分，决不可月月连服。此方甚妙。

出处：邵克安传。

【血鼓，腹皮上有青筋，腹大】

方名：去下瘀血汤

处方：桃仁八钱　大黄五钱　䗪虫三个　甘遂五分

　　为末，冲服，水煎服，於膈下逐瘀汤轮流服之。

出处：王清任《医林改错》。

【腹大、周身肿】

方名：按抽葫芦酒

处方：自抽干葫芦为末，黄酒调服三钱。若葫芦大，以黄酒入内，煮一时服酒也效。

【阴道脱垂，肚、腹、心痛，呕吐，滴水不入，病在旦夕】

处方：瓜蒌五钱　当归三钱　山甲三钱　王不留三钱　枳实四

钱　木香五钱　乳香二钱　藿香二钱　沉香五钱　大黄二钱　苏子三钱　香附三钱　姜引，水煎服。

【妇女抽麻病】

处方：当归三钱　川芎二钱　川牛膝三钱　乳香四钱　没药二钱　麻黄三钱　木耳五钱　酒曲三钱　红花一钱　葱白三钱

共为细末，每服三钱，黄酒、葱白煎汤送服，微出汗。

【妇女数月一行经者，以为常】

方歌：数月一行以为常，助仙丹剂是良方，

术芍药三茯苓五，一草杜仲二丝康。

处方：白术　白芍　山药各三钱　茯苓五钱　甘草一钱　杜仲三钱　菟丝子二钱　三、七、九剂可愈。

【妇女干劳，男子劳病，交节病作】

处方：见头部【头发脱落】条"通窍活血汤"。

【产后大量出血，晕倒】

单方：将韭菜切碎，装入瓶中，再倒入热醋浸泡，使气吸入患者鼻中就能苏醒。

注：酸性药收气血。

处方：炙黄芪三十克　当归二十克　官桂十二克　白芍十二克　柴胡十二克　陈皮九克　白术十二克　熟地十二克　元胡九克　川芎六克　炙甘草三克

【子宫下垂】

单方：老鸦蒜一把，水三碗，煎至一碗半，熏洗。

又方：因惊，胎动出血，取黄连末，酒服方寸匕，日三服。

【妊娠烦躁、口干，不得卧】

单方：黄连末，每服一钱，粥饮下，或酒蒸黄连丸亦妙。

【倒产，子死不出】

单方：当归末，酒服方寸匕。

【产后中风，不省人事，口吐涎沫，手足抽搐】

处方：当归、荆芥穗等分，为末，每服二钱；水一盏，酒少许，童尿少许，煎七分灌之，下咽即有生意。

【女孩遗精】

单方：用刚生男孩胎衣，晒干，为末，与黄酒泡吃。

【年轻妇女闭经不来】

夏天吃冷物，肤内长块，身有温烧。

处方：炙黄芪六十克　当归六十克　川芎六克　人参十五克　附子十五克　白术三十克　桃仁十五克　红花十五克　小茴香六克　故纸六克　炙甘草六克　干姜十五克　元胡酒炒，九克　水煎服。

【 妇女断经 】

来月经时吃冷食所致。

处方：炙黄芪三十克　当归三十克　元胡十五克　桃仁二十克　红花二十克　五灵脂十二克　干姜二十克　牛膝十二克　赤芍十克　附子十五克　白术十五克　川芎六克　小茴香六克　官桂九克　炙甘草六克　红枣三枚　姜三片引

少腹发胀，加附子；发冷，骨骼冷，身上抖擞，加艾叶六克，独活十二克。

【 妇女心慌乱，头痛头晕，全身无力 】

生产时腹痛，生后饥饿、生气；胃下、肝上瘀血结、气留，胃气与肝气相顶，故致诸症。

处方：炙黄芪二十克　当归二十克　生地黄十五克　小茴香四克　牛膝十二克　桃仁十二克　红花十二克　川芎四克　柴胡十二克　桔梗九克　香附九克（能化气）枳壳九克　赤芍九克　石莲子十二克　薏苡仁十二克　大枣三枚　生姜三片

注：此方加海南沉香更佳，升降十四经络。胃内发胀、大寒，可加煨姜或炒姜九克。

【 月经不调，腹痛 】

处方：炙黄芪三十克　当归二十克　元胡十二克　灵脂九克　没药九克　川芎六克　蒲黄炒，十二克　官桂九克　赤芍九克　山药十二克　炒姜九克　桃仁十二克　红花十二克　小茴香六克　炙甘草五克

月经延迟是虚、大寒，提前是实、热证。延迟可加附子九克；

需破气可加香附；吃冷食过多大寒证，可加附子二十克；交接心神，可加石莲子。

注：此方加海南沉香更佳。

【功能性子宫出血】

出血或白带过多。

处方：鸡冠花十五克　海螵蛸十二克　白扁豆花六克　水煎服。

【大便下血，妇女赤带，月经过多，痔疮出血】

单方：鸡冠花焙干为粉，开水送服六克。

妇科（妇产类）

【妇女经血不调，久不孕】

方名：少腹逐瘀汤

处方：小茴香一钱　炒姜三钱　山药四钱　元胡五钱　灵脂二钱　没药一钱　川芎二钱　当归五钱　炒蒲黄三钱　官桂三钱　赤芍二钱　水煎服。

注：此方种子、安胎、保产，治腹痛积块、崩漏症。

【妇女调经、种子良方，亦治男子肾虚无子，阳痿不振】

处方：当归一两　焦芥穗五钱　川杜仲八钱　炙香附八钱　川续

断八钱　紫油桂二钱　鹿茸五钱　广皮二钱　炒蒲黄二钱　熟地四钱　故纸五钱　炙元胡四钱　炙甘草钱半　五灵脂三钱　阿胶五钱

共细末，炼蜜为丸如绿豆大，每服十丸，开水送下，男子同服。男子药引子为熟地、巴戟天、白术各一钱，前汤冲丸药服。轻者一月，重者三月有效。

又方：香附米一斤四两　酒　醋　童便各四两　白茯苓四两，去皮　山药一两　白术一两，去芦，陈土炒　小茴香二两　莲肉二两，去皮　酸枣仁一两　大附子一个

看虚实用，怀生地四两酒浸，用砂锅蒸成黑色；再用雄乌鸡一只，吊死去毛粪，洗净蒸熟，连骨捣泥，同煎药末，炼蜜为丸。临经之日，每日三服，每服三钱，半月有效，最多不过十天，准受孕，恐生双胎。以虔心修德配合，百无一失。

【妇女无乳】

处方：瞿麦一钱　当归四钱　川芎一钱　三棱二钱　茯苓二钱　白芍六钱　泽泻二钱　生地二钱　香附二钱　藜芦一钱　黄酒引服。

又方：归身五钱　川芎三钱　广皮三钱　白芷二钱　法山甲钱半　大党三钱　生黄芪八钱　花粉三钱　王不留行三钱　土白术三钱　白通草三钱　桔梗一钱　川红花三钱　炙甘草钱半　猪蹄甲一双　黄酒四两引　水煎服，一二服见效。

【妇女烂奶头】

单方：木梳上污垢点患处，自痊。

【妇女奶硬症】

处方：黄芪五钱　贝母二钱　云苓一钱　花粉二钱　瓜蒌仁二钱　禹根银花①二钱　蒲公英二钱　甘草二钱　水煎服。

【妇女经闭、不孕症】

处方：熟地一钱　白术二钱　黄芪二钱　黑豆二钱　归身五钱　大党参三钱

　　水煎服，服一服可止，三服自愈。

又方：当归二两　红花二两　黄酒四两引　水煎服，十服好。

【妇女调经、种子，经痛】

处方：黑豆炒焦为末，苏木汤送下，每日空心服。

又方：当归五钱　杭白芍五钱　川芎二钱　熟地四钱　广皮二钱　香附二钱　黄芩二钱　白茯苓二钱　丹皮二钱　炒元胡二钱　甘草一钱　吴茱萸二钱

　　水煎服。遇经末连吃三服，见经几天吃几服，并忌生冷食物。

【妇女不孕症】

处方：海沉香二钱　檀香二钱　细辛二钱　川芎二钱　紫草二钱　粉甘草二钱

　　共细末，炼蜜为丸。男冷水送服，女开水送服，一至二服可孕。

---

① 禹根银花：又名禹二花、金银花。

又方：粉甘草　辽细辛　川乌头　紫寇仁　真正海南沉香各一钱　共细末，制成丸药，一次服完。如男女只生一个，再不受孕者，须男女服一服，切勿多服；如未生孩子可多服一服；如愿意要男孩者，用羊肉、酱油、盐煎（切勿用油），随送服，必定生效。不信者，用此药给不下蛋母鸡吃，当时下蛋。

出处：张俊清传。

【妇女不孕症，或生过一个再不生者】

处方：沉香　广木香　细辛　大黄　桃仁　枳壳　紫蔻　甘草各二钱

共细末，炼蜜为丸如黄豆大，月经后两次服完，开水空心服。

【避孕不生方】

处方：大生地五钱　全当归五钱　芸台子四钱　川芎二钱　杭白芍三钱　童便引

水煎服。一服三年不生，三四服后永远不生，经后服之有效。

【妇女难产症】

方名：古开骨散

处方：当归一两　川芎五钱　龟板八分　血余一团，烧灰　黄芪四两　水煎服。

【胎衣不下症】

方名：古没竭散

处方：没药、血竭各三钱，为末，滚开水调服。

【 男女强阳益阴，种子良方 】

处方：蛇床子二两，酒浸蒸炒　车前子二两，炒　韭菜子二两，炒　菟丝子二两，酒浸炒　母丁香二钱　紫霄花二钱　大茴香二两，炒　马兰花二两，酒浸　肉苁蓉二两半，酒洗　淫羊藿二两，剪透去油炒　破故纸一两半，盐酒炒　川草薢二两，酒炒　丹皮二两，酒浸　荜澄茄二两，炒　云茯苓二两，冰水浮浸　大熟地二钱　全当归二两，酒浸　巴戟肉二两，去心酒浸　白龙骨一两半　远志肉一两去心　桑螵蛸一两半　木通二钱　灯芯一钱四分　山萸肉一两酒蒸炒　真沉香七分　广木香五钱　全蝎一两半，去毒矾炒　干漆二两，炒烟尽　北枸杞二两，男服不用　大蜘蛛七个，女服不用，去腿足焙干

以上共三十味，研细末，炼蜜为丸如梧桐子大。每服三钱，空心黄酒服，数次见功。倘无妇人者，休服此药，专能种子、举阳，恐少年无知乱性。前人服药应验如神，须得虔诚修善，莫当此方嬉戏为要也。

【 胎前产后，逆生横生、瘦胎、虚损、月候不调、崩中 】

处方：百草霜、白芷等分，为末，每服二钱，童子小便、醋各少许，调均，热汤化服，不过三服好。

【 妇人阴脱 】

处方：白及、川乌头等分，为末，绢裹一钱，纳阴中，入三寸，腹

内热即止，日用一次。

【妇人血崩、吐血、衄血】

单方：三七一钱，米汤送下。

儿　科

【婴儿螳螂子】

婴儿有痰火者，吃乳数日，腮间必肿，总名石乳，俗名螳螂子。

处方：元明粉二分　硼砂一分　薄荷三分　青黛一分　冰片一分

共研细末，以手指粘药末塞婴儿口内，腮肿处三四次痊愈。勿得轻视，此方屡试屡验。

【小儿疥癣】

处方：藁本煎汤浴之，并以之浣衣。

【小儿喉风、泄痢诸症】

方名：萝卜叶法

单方：十一月初冬，把萝卜连根带叶摊在屋瓦上，任其风吹日晒，雨淋霜打，不要收下，到立冬前一日收（或冬至日摊在屋瓦上，清明收下）。另一种制法，用绳把萝卜叶根部一头绑成两排，放无太阳处阴干，再于锅内蒸九次，晒九次，收藏备用。

辨证：若有喉风等症，此萝卜叶煮汤服之。若小儿患痢疾，此叶煎汤，白痢加白糖冲服，红痢加红糖冲服。此汤不甚苦，便于小儿饮。

【大人、小儿五积六聚痞块】

方名：八厘散

处方：蜈蚣五条　全虫一钱半　苏雄三钱　朱砂三钱　僵虫三钱　穿山甲三钱　轻粉二钱　巴豆霜三钱

共细末，大人每服四五分，小儿二三分。

【小儿夜啼不安】

有寒、热、惊、滞四种病因。

（1）寒啼者：脾气寒冷，阴盛于夜，面青手冷，腰曲而啼。

处方：炙黄芪、当归、甘草、赤芍、木香等分，为末，每涂乳头上，令儿吮之。

（2）热啼者：面赤手暖，口中气热，仰身而啼，见灯头处愈啼。

处方：钩藤、茯神、甘草、灯芯、辰砂、木通各一钱，煎汤服。

（3）惊啼者：心气不足，神不安宁，哭而不啼，连声多泪。

处方：天王补心丹（外治）。伏龙肝、蚯蚓泥等分为末，水调，涂头顶及五心上为良。

（4）滞啼者：乳食停滞作痛，啼而不哭，直声来往无泪。

处方：生麦芽、山楂各一钱，煎汤服。

【 小儿惊风及一切风症 】

方名：牛黄丸

处方：玉金钱半　全虫一钱　粉草六分　麝香一分　犀角一分　天竺黄一分　陈皮二钱　枳壳钱半　冰片三分　山栀子二钱半　茯苓二钱　白术二钱　胆南星钱半　辰砂二分　黄连二钱　黄芩二钱　僵虫钱半　天麻二钱　牛黄五分

【 小儿夜啼 】

夜不安，夜睡梦多，天亮出汗，心里热，瞀闷，急躁，失眠等。

方名：血府逐瘀汤

处方：当归三钱　桃仁四钱　红花三钱　枳壳二钱　赤芍二钱　柴胡一钱　甘草一钱　桔梗一钱半　川芎一钱半　牛膝二钱　生地黄四钱

出处：王清任《医林改错》。

又方：牡丹皮六克　白术十二克（顾脾脏）　炙黄芪二十克　炙甘草三克　枣仁六克

【 小儿疳症 】

脸、耳、皮发黄，身瘦。

处方：方用通窍活血汤、血府逐瘀汤、膈下逐瘀汤，三方轮服。

【 小儿抽风、慢惊风 】

手往回抽，鼻不干，真寒假热。

方名：可保立苏汤

处方：故纸一钱　枣仁三钱，炒　白术三钱　当归三钱　白芍二钱　党参三钱　生黄芪一两五　甘草二钱　山萸肉二钱　枸杞子二钱　核桃一个，连皮打碎　水煎服。

出处：王清任《医林改错》。

【 小儿白喉 】

喉管内生疮，呼吸阻塞，严重者有生命危险。

单方：地蚤婆[①]数个，冰片三克。

将地蚤婆烘干、研末，拌冰片，吹入患儿喉管内即愈。

又方：指甲灰加冰片，多几次痊愈。

【 小儿胎毒 】

半岁至二岁，忽身上、手足、肚腹两臂、面、头部长天疮，久变为毒。

处方：金银花二钱　生甘草三钱　人参一钱　天花粉二钱　黄药三钱　锦地罗三钱　水煎服，三剂毒消。

又方：倘外口不愈，严重者另外治之方。

蜗牛二钱　生甘草三钱　冰片一钱　儿茶三钱　轻粉一钱　麝香三分、地龙粪五钱　樟脑三钱　黄丹三钱　水粉三钱　枯矾三钱　共细末，用麻油调，敷疮口上。

---

① 地蚤婆指生长在房屋内，坛子下或砖头下，形如谷子大，有很多小脚白灰色小虫。

【 小儿赤眼 】

单方：水调黄连末，贴足心。

【 小儿口疳 】

单方：黄连、芦荟等分，为末，每蜜汤服五分。

【 小儿初生，预解胎毒 】

处方：以黄连煎汤浴之，不生疮及丹毒。

又方：未出声时，以黄连煎汁灌一匙，终身不出斑。

【 小儿消化不良 】

单方：用山楂果煎汤、泡水皆可。

【 小儿全身起痒点 】

处方：当归　生地　知母　连壳　荆芥　防风　云苓　苍术　木通　苦参　牛子①　蝉蜕　甘草各二钱

石膏引，煎水喝，并用渣洗。

_____

① 牛子：为牛蒡子别名。

癫疯部

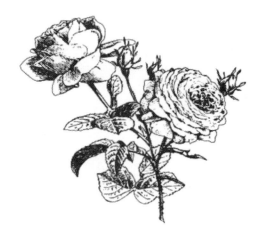

【羊癫风】

处方：何首乌三钱　夜交藤三钱　广皮一钱　川朴一钱　党参三钱　焦术三钱　左金丸五分　煅石决二钱　泽泻一钱半　半夏一钱　天麻五分　青果①二钱　沉香片五分　白茯苓三钱　炙南星三钱　水煎服，三五服可痊。

又方：当归身四钱　西洋参二钱　川贝母钱半　醋竹黄八分　九转胆南星八分　明天麻一钱　双钩藤七个　僵蚕七个　蝉蜕七个　全虫七个　朱茯神二钱　麻黄绒钱半　菖蒲钱半　琥珀五分　粉甘草八分　广木香八分　海南沉香五分

共为末，成年人分四次冲服，小儿可减量服之。

【癫狂症】

哭笑不休，骂罢歌唱，不认来属，如做梦一般。

方名：癫狂梦醒汤

处方：桃仁八钱　香附二钱　青皮二钱　柴胡三钱　半夏二钱　木通三钱　陈皮三钱　腹皮三钱　赤芍三钱　桑皮三钱　苏子四钱炒　甘草五钱　水煎服。

出处：王清任《医林改错》。

---

① 青果：系橄榄别名，又名西青果。

【一切精神病】

方名：倒痰丸

处方：沉香三钱　丁香二钱　血力三钱　老广木香二钱　二丑三钱，炒　葶苈子二钱，炒　牙皂三钱，炒　生巴豆二十个　胆清（或白矾）三钱　荷叶四钱炒

共细末，枣泥为丸，分作八丸，蒸一次后做成小丸。未蒸前的每一大丸为一服（即八服），用时姜汤送下。若吐泄，可用面汤解之。

【疯症】

方名：疯化散

处方：苦丁香二钱　广玉金一钱　净朱砂一钱　麝香一分

共细末，十五岁以下减半，并看体之强弱。

又方：白矾一钱，绿豆七粒，为末，无根冷水服，即解。

【胸口痛】

处方：降香刮成末，熬水喝。

虫咬部

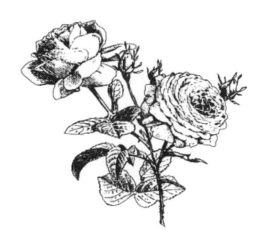

【疯狗咬伤】

处方：蛇蜕一条，公鸽粪三钱，斑毛七个（去刺），三味药用阴阳瓦焙黄，加麝香二分，共细末，每服二钱，开水送下。

【狂犬咬伤】

处方：杏仁（去皮尖）六克，韭菜一把，捣烂，敷患处。

【猫狗鼠咬伤】

单方：狗、猫、鼠咬伤后，宜行血解毒。砂糖三克，煎服或外抹三次。

【各种毒蛇咬伤肿毒】

单方：无论各种毒蛇咬伤，发肿、疼痛，或不发肿疼痛，或发肿无疼痛，亦不论其毒含风毒、火毒或风火二毒，急捉檐下蜘蛛一两个放于毒蛇咬伤处，其蜘蛛如神使鬼差一般，只会寻得毒孔吸食蛇毒，一个蜘蛛不行，找两三个。待蜘蛛不再静心吸食，说明蛇毒已被蜘蛛吸尽，已无大忧。为防后患，患处再用力挤、按，待患处流出鲜红色血液为佳。

出处：一位六旬老妪祖传口授。

【毒蛇咬伤】

单方：新鲜蚯蚓五条，捣烂如泥状，用香油调均敷患处，也可内服蚯蚓末。

【蛇咬伤】

处方：白芷一两　生甘草三钱　夏枯草二两　蒲公英一两　紫花地丁一两　白矾三钱　水煎服。

【毒蛇伤人】

处方：目黑口噤，毒气入腹，甘草同白矾末，冷水服二钱。

【蛇、虫伤】

处方：贝母酒服至醉，毒水自出。

【巧法抓蛇】

方法：七叶一支花、香精、雄黄各二十五克，大蒜三片研烂，拌牛口水①，用瓶装好。遇到蛇时，涂手上，如抓死蛇，保你无伤。

【食物中毒】

验方：绿豆捣成面，与冷水冲服。一般中毒，用甘草水兑冷水冲服能解。

---

① 牛口水：即牛舌头上的黏液。

【脚气病】

处方：扁豆、谷皮适量，煎煮，洗泡。

【老虎咬伤】

处方：当归三钱　地榆一钱　生地黄三钱　黄芪三钱　三七根一钱　麦冬三钱　水十碗

水煎数碗，恣意畅饮，吃后睡卧，一至五剂。

注：无论牙爪，血必多，便黑色，痛不可忍，急用生猪血或生猪肉填之；若再腐烂，地榆半斤为末，敷伤口。热毒犯心，故口渴，不能饮水，万不得已予小便饮之，再用汤药。

【各种动物中毒等】

处方：仙人掌捣烂，冷水服。

【蜈蚣咬伤】

处方：胡椒研末，冷开水调涂伤处。

【无名肿痛、虎咬蛇伤】

处方：无名肿痛不止，三七磨米醋，调涂即散；已破者，研末干涂；虎咬蛇伤，三七研末，米饮服三钱，仍嚼涂之。

【蜘蛛、蛇蝎咬伤】

单方：缚定咬处，勿使毒行，以贝母末酒服半两，至醉，良久酒化为水，自疮口出，水尽，仍塞疮口。

【蛇犬咬伤】

单方：以热尿淋患处。

其　他

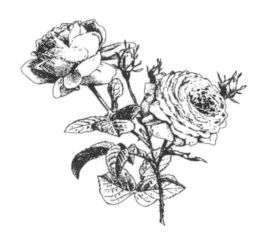

经典效方

通窍活血汤

处方：赤芍三钱　川芎一钱　桃仁三钱，研泥　红花三钱　老葱三根切碎　鲜姜三钱，切碎　红枣七个去核　麝香五厘，绢包

　　黄酒半斤，将前七味与黄酒煎一盅，去渣后加麝香，再煎两沸，临卧服。

出处：王清任《医林改错》。

冷水金丹

主治：一切感冒风寒、瘟疫、疟疾（先冷后烧，打摆子）、痢疾、红白痢疾、胸膈膨胀闷痛、冷热痰食积聚、生冷瓜果伤、男女发痧九重气痛、山岚瘴气、呕吐、霍乱、郁结、痞块、癫狂、失志、暑湿、浸淫等，俱用无根冷水冲服，服后不宜食熟物，孕妇忌服。

处方：沉香　广木香　母丁香　乳香　没药去油　京三棱　巴豆一半油，以上各一两　猪牙皂　硼砂　皂矾各一钱　老川芎三钱　葶苈子五钱，糯米炒　大枣一斤，去皮

　　依法炮制为末，枣泥为丸如梧桐子大。新病五丸，久病痼疾七丸，小儿三丸。

　　须审虚实，不可太过。

（1）治伤寒咳嗽，用半夏、橘红、姜，煎汤冲服；

（2）治疝癖①，用大蒜、硝黄，贴患处；

（3）治痔痛脱肛，用川椒二钱，空心水服；

（4）治烂疮，用黄柏、轻粉，膏药贴患处，自瘥。

注：巴豆用时须先将外壳去掉，垫多层好皮纸，把内仁放纸上，用擀杖擀去油，油不多即可，再制霜才能用。

凉血止痛散

处方：天南星一个、牛胆一个，把天南星放在牛胆内，挂阴凉处吹干，研末，放一点在凉水内，服下立即止痛。

羊肝丸

治男女肝经不足，风热上攻，头目昏暗羞明及障翳青盲。

处方：黄连末一两，羊子肝一具，去膜、擂烂，和丸梧子大，每食后暖浆水吞十四丸，连作剂，瘥。

---

① 疝癖：病名，脐腹偏侧或胁部时有筋脉攻撑急痛的病症。因气血不和、经络阻滞、食积寒凝所致。

实用单方

杜仲皮

煎服可治高血压。

向日葵头

晒干可治脑血栓、高血压。水煎服。

酒炒黄连

治虚热，浮游之火。

补骨脂

治骨髓伤败，腰膝冷，肾虚腰痛。为末，酒服，或同杜仲、胡桃，丸服；妊娠腰痛，为末，胡桃，酒下。

黍米

治心痛四十年不瘥。淘汁温服，随多少。

茶

治十年、五年心痛。和醋服。

莲花蕊

同牵牛子、当归末服，治远年痔漏。

阿胶、黄明胶、发灰

治大小便血、血淋。入麝香，米汤入醋服。

益智仁

治热伤心系吐血。同丹砂、青皮、麝香，末服。

荷叶

破恶血，留好血。口鼻诸血，生者擂汁服，干者末服，或烧服，或加蒲黄。

桃枭

破血，止血，诸药不效。烧服。

黄明胶

治多年损痛。同冬瓜皮炒焦，酒服，取汗。

棕榈树

（1）治血崩不止：棕榈皮烧存性，空腹淡酒服三钱。

（2）治鼻血不止：棕榈灰随左右鼻孔吹入。

皂荚

（1）皂荚浸酒中，取尽其精，煎成膏，涂帛，贴一切肿痛。溽暑久雨时，合苍术烧烟，辟瘟疫邪湿气。烧烟，熏久痢脱肛。

（2）急喉痹，十死八九。用大皂荚四十挺切开，水三斗，浸一夜，煎至一斗半，入人参末半两、甘草末一两，煎至五升，去滓。入无灰酒一升，釜煤二匕，煎如糖稀，入瓶封，埋地中一夜。每温酒化下一匙，或扫入喉内，以恶涎尽为度，后含甘草片。

檀香

其皮味苦、性温，无毒。治霍乱吐泻，小儿吐乳，暖胃正气。煎服。

丁香

治唇舌生疮：用布包丁香末放入口含。

治暴心痛：用酒送服丁香末一钱。

杉树

（1）杉树皮治金疮出血及汤火烧伤。取老树皮烧存性，研敷，或加鸡蛋清调敷，一二日即愈。

（2）杉材味辛、微温，无毒。治臁疮，煮汤洗，无不瘥；

煮水，浸拶脚气、肿满；服之，治心腹胀痛，祛恶气；治风毒奔豚，霍乱上气，并煎汤服；治小儿阴肿赤痛，日夜啼叫，数日退皮，愈而复作，可用老杉木烧灰，入腻粉，清油调敷。

藕荷

（1）治鼻出血不止：藕节捣汁服，并滴入鼻孔。

（2）治尘芒入眼：藕汁滴入眼中，即出。

（3）治胎盘不出：荷叶炒为末，沸汤服下二钱，愈。

甘蔗

（1）治小儿口腔溃疡：甘蔗皮烧研，擦患处。

（2）治反胃：用甘蔗汁七升、生姜汁一升，和匀，日日细咽。

荔枝

（1）治疔疮恶肿：荔枝肉、白霜梅各三枚，捣成饼子，贴于疮上，消除病根。

（2）治呃逆不止：荔枝七个，连皮烧存性，研成末，白汤调服，即止。

（3）治妇人血气刺痛、胃痛、腰腹背痛：荔枝核烧存性，取半两，香附子炒一两，研成末，每次服二钱，盐汤、米汤调服均可。

核桃

（1）治小儿误吞铜钱：多吃核桃，自化出也。核桃与铜钱共食，即成粉，可证矣。

（2）治女子血崩不止：用核桃肉十五枚，灯上烧存性，空心温酒调下。

樱桃

樱桃叶甘、平，无毒。治蛇咬，捣汁饮，并敷之。煮老鹅，放几片叶在锅中，易软熟。

杨梅

杨梅树皮及根，煎汤，洗恶疮疥癣；煎水，漱牙痛；服之，解砒毒；烧灰调油，涂烫伤烧伤。

柚子

柚子叶同葱白一起捣烂，贴太阳穴，治头风痛。

桃

（1）治崩中漏下不止者：桃核，烧存性，研细，酒服方寸匕，日三。

（2）治男子阴肿作痒：桃仁炒香，为末，酒服方寸匕，日二。仍捣敷之。

（3）治黄疸：晴明时，取东引桃根，细如箸，若钗股者一握，切细，以水一大升，煎一小升，空腹顿服。后三五日，全身黄色自退，百天后完全恢复。

注：桃枭，为桃实着树经冬不落者。正月采之，中实者良。味苦，性微温，有小毒。主杀百鬼精物、五毒不祥。酒磨暖服之，治肺气腰痛，破血，疗心痛，治吐血；烧存性，研末，米汤调服，治小儿虚汗、妇人妊娠下血，破伏梁结气，止邪疟；烧烟熏痔疮；烧黑油调，敷小儿头上肥疮软疖。

杏

（1）治妇人无子：二月丁亥日，取杏花、桃花，阴干为末；戊子日，和井华水，服方寸匕，日三服。

（2）治狗咬伤疮：烂嚼杏仁涂之。

（3）治白癜风斑：每早嚼十四枚杏仁，擦患处使其变红，晚上睡前再擦一次；

（4）治血崩不止，诸药不效：用甜杏仁上黄皮，烧存性，为末，每服三钱，空心热酒服，服此立止。

桑耳

治瘰疬溃烂，日久不愈，桑耳五钱，水红豆一两，百草霜三钱，青苔二钱，冰片一分，为末。用鸡蛋清调敷，以车前草、艾叶、桑皮煎汤洗之。

丝瓜

治刀疮。陈石灰、新石灰、韭菜根、丝瓜根叶（丝瓜刚起瓢时，瓢内长出两瓣如匙形者）各等分，捣一千下做饼，阴干为末，擦之，止血定痛生肌。

黄瓜

治烫火伤灼。五月五日，掐黄瓜入瓶内封，挂檐下，取水刷之，良。

败瓢

治中满臌胀。用三五年陈壶户瓢一个，以糯米一斗作酒，待熟，以瓢于炭火上炙热，入酒浸之，如此三五次，将瓢烧存性，研末。每服三钱，酒下。

蕺（鱼腥草）

治恶蛇虫伤。鱼腥草、皱面草、槐树叶、草决明，一处杵烂，敷之。

翻白草

（1）治臁疮溃烂：端午日午时采翻白草，洗收。每用一握，煎汤盆盛，围住熏洗。

（2）治吐血不止：每次用五至七棵，嚼烂，加水两盅，煎至一盅，空心服。

莴苣

（1）治小便不通及尿血：莴苣叶捣敷脐上。

（2）治黄疸如金：莴苣子一合，细研，水一盏，煎五分服。

姜

（1）凡中风、中暑、中气、中毒、中恶、干霍乱等一切卒暴之病，用姜汁与童尿服，立可解散。

（2）姜茶治痢方：以生姜切细，和好茶一两碗，任意饮用，便瘥。若是热痢，留姜皮；冷痢，去皮，大妙。

萝卜

（1）治年久头风：用萝卜籽和生姜等分，捣取汁，入麝香少许，滴入鼻中，立止。

（2）治偏正头痛：生萝卜汁一蚬壳，患者仰卧，将汁注入左右鼻孔中。

（3）治肛门脱出：生萝卜捣烂，敷填肚脐中，用布裹住，感觉有疮，即除。

蔓菁 ①

（1）治疝肿如斗：蔓菁根捣烂后，封贴在患处；

（2）治乳房肿块：蔓菁根和叶，去土，不用水洗，加盐捣烂，涂抹患处，药热即换，三五次就好。

芸苔

伤损接骨。芸苔籽一两（油菜籽），炒黄米二合，龙骨少许，为末，醋调成膏，摊纸上，贴之。

葱

（1）脱阳危症：凡人大吐大泻之后，四肢厥冷，不省人事，或与女子交后，小腹肾痛，外肾搐缩，冷汗出，厥逆，须臾不救。先以葱白炒热熨脐，后以葱白三七茎擂烂，用酒煮灌之，阳气即回（此华佗救卒病方也）。

（2）疔疮恶肿：将疮刺破，以老葱、生蜂蜜杵贴两个时辰，疔疮毒出后，用醋汤洗之。

（3）伤寒头痛欲裂者：连须葱白半斤，生姜二两，水煮温服。

---

① 蔓菁：又名芜菁。

蒸饼

淋证：蒸饼、大蒜、淡豆豉捣丸，令以温水下三十丸，日进三服，明日亦然，三日病除。

注：淋证即小便不利，淋漓涩痛。

刀豆

治病后呃逆不止。取刀豆子烧存性，白开水调服，二钱即止。

扁豆

治霍乱呕吐泻下不止，呕吐泻下后抽筋：生扁豆叶一把捣烂，加少许醋，绞出汁液服下，立愈。

醋炙研服，可治结石。

杵烂后敷在蛇咬处，可解毒。

蚕豆

（1）蚕豆苗：性温，主治酒醉不醒，用油盐将苗炒熟，煮汤灌之。

（2）蚕豆：误吞针入腹，熟蚕豆同韭菜食之，针自与大便同出。

绿豆粉

（1）绿豆粉和水调服，解诸药毒死，心头尚温者。

（2）治打仆损伤：绿豆粉、新铫[①]炒紫、新汲井水，调敷，以杉木皮缚定。

胡麻

服食胡麻法：胡麻三斗，淘净入瓦罐，令蒸汽透，晒干，以水淘去沫再蒸，如此九次。用热水脱去皮，簸净，炒香研末，和白蜜或枣膏制成丸弹子大。每次温酒化下一丸，日三服。忌毒鱼、狗肉、生菜。服至百日，能除一切痼疾；一年，身面光泽不饥；二年，白发返黑；三年，齿落更生；四年，水火不能害；五年，行及奔马；久服，长生。

黍米

（1）治骨关节脱臼：黍粉、铁浆粉各半斤，葱一斤，同炒存性，研末，以醋调服。三次后，水调入少许醋，贴之。

（2）治心痛久不愈：黍米淘汁，温服随意。

糯米

（1）金疮痈肿及竹木签刺等毒：糯米三升，端午前四十九日，以冷水浸之，一日两换水，轻淘转，勿令搅碎。至端午日取出阴干，绢袋盛，挂通风处。每用旋取，炒黑为末，冷水调如膏，裹定疮口，外以布包定勿动，直候疮瘥，二夜刺出在药内也。

（2）鼻血不止，服药无效：独圣散，用糯米微炒黄，为末，

---

① 铫：煎药或烧水用的器具，用沙土或金属制成。

新井水调服二钱，再吹少许入鼻中。

紫背浮萍

（1）治面生黑斑：紫背浮萍四钱，防己一两，煎浓汁洗之，以浮萍擦于黑斑上，每日擦五次。物虽微末，其功甚大，不可小看。

（2）治左瘫右痪、三十六种风、偏正头风、口眼㖞斜、大风癫风、一切无名风及脚气，并打扑伤折及孕胎有伤：以紫色浮萍晒干，为细末，炼蜜和丸弹子大。每服一丸，以豆淋酒化下。服过百丸，即为全人。此方后人易名紫萍一粒丹。

注：生长在水面上，面青背紫，赤若血者，谓之紫萍。入药为良，七月采之。

木鳖仁

治颈淋巴结核。木鳖仁二个，去油研，以鸡子白和，入瓶内，蒸食，每日一服，半月效。

葛

（1）治金疮：农历五月五日午时，取葛根晒干，为末，遇有刀斧伤，敷患处，大效。

（2）心热吐血不止：生葛捣汁半升，顿服，立瘥。

积雪草

治女子小腹中痛、月经初来：其药夏五月正放花时，即采曝干，捣筛为散，每服三二方寸匕，和好醋二小合，搅匀，平旦空腹顿服之，以知为度。

薄荷叶

（1）治蜂虿[①]螫伤：薄荷叶挼，贴之。

（2）血痢不止：薄荷叶煎汤服。

荆芥

（1）产后鼻衄：荆芥焙干研末，童子小便服二钱。

（2）产后中风：华佗愈风散，荆芥穗子微焙为末，每服三钱，豆淋酒调服，或童便调服。如口噤，则挑齿灌之；断噤，则灌入鼻中。大抵是产后气血俱虚，毛孔开放而易于中风的缘故，此方甚妙。

（3）治崩中不止：荆芥穗于麻油灯上烤焦，为末，每次服二钱，用童便下。

（4）痔漏肿痛：荆芥煮汤，日日洗之。

（5）淋巴结核溃烂，延至胸前两腋，块如茄子大，或牵至两肩上，四五年不愈者，皆治之，其效如神。如疮烂破者，用荆芥根下一段切碎，煎沸汤温洗，良久，看烂破处紫黑，以针一刺去血，再洗三四次，愈。用樟脑、雄黄等分为末，麻油调，扫上出水，次日再洗再扫，以愈为度。

---

① 虿：蛇、蝎类毒虫的古称。

决明子

治癣疮延蔓。决明子一两为末，加入少许水银和轻粉，研细，不能有颗粒，把癣擦破后上药，即好。此苏东坡家藏秘方。

葵

（1）小儿误吞铜钱无法取出：用葵菜根捣汁饮下。

（2）治天行斑疮，须臾通身皆戴白浆，此恶毒气也，但煮葵菜叶加蒜齑^①啖之，则止。

地黄

（1）治尿血、吐血、耳鼻出血：生地黄汁半升、生姜汁半合、蜜一合，调匀服下。

（2）服食地黄法：地黄根洗净，捣绞汁，煎稠，入白蜜再煎，直至可做丸，丸如梧子大。每晨温酒送下三十丸，日三服，百日面如桃花，三年轻身不老。

菊

治疗肿垂死。菊花一握（冬月采根），捣汁一升，入口即活。

水

（1）冬冰水，性寒，用来煎煮治肠风赤带、清热、消烦的药。

（2）初感风寒，头痛畏寒：用水七碗，把锅烧红，将水倒入，

---

① 齑：捣碎的姜、蒜、韭菜等。

取起再烧再投，如此七次后，趁热饮一碗，用衣被蒙，取汗。

八月百草头上秋露

（1）百花上露：令人好颜色；

（2）柏叶上露、菖蒲上露：并能明目，旦旦洗之。

（3）韭叶上露：去白癜风，旦旦涂之。

（4）凌霄花上露：入目损目。

食盐

（1）明目，坚齿，去翳，大利老眼：海盐，以百沸汤泡散，清汁于银石器内，熬取雪白盐花，新瓦器盛，每日揩牙漱水，以大指甲点水洗目，闭坐良久，乃洗面。名洞视千里法，甚妙。

（2）治中恶心痛，或连腰脐：盐如鸡子大，青布裹，烧赤，纳酒中，顿服，当吐恶物，愈。

（3）治霍乱腹痛：炒盐一包，熨其心腹，令气透，又以一包熨其背（《救急方》）。

（4）治霍乱转筋，欲死气绝，腹有暖气者：以盐填脐中，灸盐上七壮，即苏（《救急方》）。

（5）治妊娠心痛，痛不可忍：盐烧赤，酒服一撮（《产宝》）。

黄连

治小儿赤眼：水调黄连末，贴足心，甚妙。

治赤白日久：同盐、梅烧末服。

大蓟

别名将军草、牛口刺、马刺草。 凉血止血、祛瘀消肿，用于
衄血、吐血、尿血、便血、崩漏下血、外伤出血、痈肿疮毒。 根
亦入药，功效同上。

棕

棕板、棕皮及棕皮带毛晒干，烧炭用，收涩止血，用于吐血、
衄血、便血、崩漏下血。

人尿

治吐衄。 姜汁和匀，降火散瘀血，服此者十无一死。

牛鼻

治妇人无乳。 牛鼻做羹食之，不过两日，母乳大下。

蜂蜜

横生难产。 蜂蜜和麻油各半碗，煎减半服，立下。

人牙

烧灰可以治劳。

马鞭草

治大腹水肿，同鼠尾草煮汁，熬稠，丸服。

䗪虫 ①

接骨神药。擂酒服，或焙存性，酒服三钱。或入自然铜末。一用乳香、没药、龙骨、自然铜等分，麝香少许，每服三分，入干䗪末一个，酒服。又土鳖炒干，巴豆霜、半夏等分，研末，每黄酒服一二分，接骨如神。

乌古瓦

泥坯烧作瓦，煅研，酒服，接骨神方。水煮、渍汁饮，止消渴；煎汤服，解人心中大热；煎汁服，止小便；研末，涂汤火伤，治折伤，接骨。取屋上年深者良。

（1）治暑月暍 ② 死：屋上两畔，热熨心头，冷即易之（《千金方》）。

（2）治跌扑伤损，骨折骨碎，筋断，痛不可忍：此药极能理伤续断，累用累验。用路上墙脚下，往来人便溺处，久碎瓦片一块，洗净火煅，米醋淬五次，黄色为度，刀刮细末，每服三钱，好酒调下。在上，食前；在下，食后。不可轻易而贱之，诚效方也。

（3）治汤火伤灼：取多年屋上吻兽为末，油和涂之，立效。

（4）治唇吻生疮：新瓦为末，生油调涂。

（5）治瘢痕凸起：热瓦频熨之。

（6）治蜂虿蛰伤：瓦摩其上，唾二七遍，置瓦于故处。

---

① 䗪虫：即土鳖虫。
② 暍：中暑。

古砖

（1）治哕气：水煮汁服之。久下白痢虚寒者，秋月小腹多冷者，并烧热，布裹坐之，令热气入腹，良。

（2）治妇人五色带下：以面做煎饼七个，安于烧赤黄砖上，以黄栝楼敷面上，安布两重，令患者坐之，令药气入腹熏之，当有虫出如蚕子，不过三五度，瘥。

（3）治寒湿脚气：砖烧红，以陈臭米泔水淬之，乘热布包三块，用膝夹住，棉被覆之，三五次，愈。

（4）治赤眼肿痛：新砖浸粪池中，年久取放阴处，生花刷下，入脑子①和点之。

（5）治臀生湿疮：日以新砖坐之，能祛湿气。

猪尿脬

治小儿尿床。带尿不洗，内装半斤糯米，煮熟食用。

家槐花

治多年头痛。晒干，研细末，煮熟鸡蛋蘸吃，喝黄酒发汗。

鹰

（1）治疗痔疮及头昏眩：头烧灰内服。

（2）治疗痔疮及精神错乱：嘴及爪烧灰，用酒送服。

（3）接骨疗伤：骨烧灰，用酒送服，每次服用二钱。

---

① 脑子：为龙脑、冰片的别名。

鹊巢

将使用多年的巢烧灰，研末，用水送服。治疗癫狂，解除虫毒，积年漏下，不断困笃；也可外敷，治疗痔疮。

乌鸦

治疗五劳七伤，吐血咳嗽。乌鸦一只、枯蒌瓢一枚，取白矾少许，纳入鸦肚中扎好，放入瓷罐中煮熟，分四次服用。

鸳鸯

治痔疮，下血不止。取鸳鸯一只，洗净切片，用五味、椒、盐，腌后烤熟，空腹食用。

鹅

鹅毛解毒，治小儿惊风、饮食不下。烧灰研末，用酒送服。

蝙蝠

（1）血及胆汁滴眼，能明目。

（2）尿，味辛、性寒，无毒。治疗面部痈肿，血气不和，腹肿疼痛，破寒热积聚，除惊悸，烧灰，用酒送服方寸匕。

（3）下死胎，治疗颈淋巴结核：炒后研末服用。

（4）治小儿疳积：捣后熬为末，拌饭让小儿食用。

蛋

（1）蛋壳中白皮治疗日久咳嗽：与麻黄、紫菀同服，效果明显。

（2）蛋壳烧成灰后，用油调好外用，治疗疥癣；用酒送服二钱，可治疗反胃；研末，可以磨障翳；治伤寒劳复，熬至颜色变成黄黑时，捣为末，用热汤和一合服，汗出即愈。

（3）蛋清，味甘，性微寒，无毒，治疗眼睛红肿疼痛，除胸中郁热，止咳嗽，治疗难产、美容及小儿下泄，生吞服用；用醋浸泡一夜，可治黄疸，祛烦热；产后血闭不下，取一枚蛋清，加一半醋，搅匀后服食；与赤小豆末调和，治一切热毒、丹毒肿、胁痛有效；冬月新生蛋，取蛋清用酒浸，密封七日后取出，每夜涂脸，可除面上黚暗与疮疔。

芒果

经期勿食芒果，因芒果止血，子宫易长肌瘤。

《医林改错》方剂

一、方叙

余不论三焦者，无其事也。在外分头面四肢、周身血管，在内分膈膜上下两段。膈膜以上，心肺咽喉、左右气门，其余之物，皆在膈膜以下。立通窍活血汤，治头面四肢、周身血管血瘀之症；立血府逐瘀汤，治胸中血府血瘀之症；立膈下逐瘀汤，治肚腹血瘀之症。病有千状万态，不可以余为全书。查证有王肯堂《证治准绳》，查方有周定王朱橚《普济方》，查药有李时珍《本草纲目》，三书可谓医学之渊源。可读可记，有国朝之《医宗金鉴》；理足方效，有吴又可《瘟疫论》，其余名家，虽未见脏腑，而攻伐补泻之方，效者不少。余何敢云著书，不过因著《医林改错·脏腑图记》后，将平素所治气虚、血瘀之症，记数条示人以规矩，并非全书。不善读者，以余之书为全书，非余误人，是误余也。

1. 通窍活血汤所治症目

通窍活血汤所治之病，开列于后。

（1）头发脱落

伤寒、瘟病后头发脱落，各医书皆言伤血，不知皮里肉外，血瘀阻塞血路，新血不能养发，故发脱落。无病脱发，亦是血瘀。用药三服，发不脱，十服必长新发。

（2）眼痛白珠红

眼痛白珠红，俗名暴发火眼。血为火烧，凝于目珠，故白珠红色。无论有云翳、无云翳，先将此药吃一服，后吃加味止痛没药散，一日二服，三两日必痊愈。

（3）糟鼻子

色红是瘀血，无论三二十年，此方服三服可见效，二三十服可痊愈。舍此之外，并无验方。

（4）耳聋年久

耳孔内小管通脑，管外有瘀血，靠挤管闭，故耳聋。晚服此方，早服通气散，一日两服，三二十年耳聋可愈。

（5）白癜风

血瘀于皮里，服三五服可不散漫，再服三十服可痊。

（6）紫癜风

血瘀于肤里，治法照白癜风，无不应手取效。

（7）紫印脸

脸如打伤，血印色紫成片，或满脸皆紫，皆血瘀所致。如三五年，十服可愈；若十余年，三二十服必愈。

（8）青记脸如墨

血瘀症，长于天庭者多，三十服可愈。白癜、紫癜、紫印、青记，自古无良方者，不知病源也。

（9）牙疳

牙者骨之余，养牙者血也。伤寒、瘟疫、痘疹、瘄块，皆能烧血，血瘀牙床紫，血死牙床黑，血死牙脱，人岂能活？再用凉药凝血，是促其死也。遇此症，将此药晚服一服，早服血府逐瘀汤一服，白日煎黄芪八钱，徐徐服之，一日服完。一日三服，三日可见效，十日大见效，一月可痊愈。纵然牙脱五七个，不穿腮者，皆可活。

（10）出气臭

血府血瘀，血管血必瘀，气管与血管相连，出气安得不臭？即风从花里过来香之义。晚服此方，早服血府逐瘀汤，三五日必效。无论何病，闻出臭气，照此法治。

（11）妇人干劳

经血三四月不见，或五六月不见，咳嗽急喘，饮食减少，四肢无力，午后发烧，至晚尤甚。将此方吃三服或六服，至重者九服，未有不痊愈者。

（12）男子劳病

初病四肢酸软无力，渐渐肌肉消瘦，饮食减少，面色黄白，咳嗽吐沫，心烦急躁，午后潮热，天亮汗多。延医调治，始而滋阴，继而补阳，补之不效，则云虚不受补，无可无何。可笑著书者，不分别因弱致病，因病致弱，果系伤寒、瘟疫大病后，气血虚弱，因虚弱而病，自当补弱而病可痊；本不弱而生病，因病久致身弱，自当去病，病去而元气自复。查外无表症，内无里症，所见之症，皆是血瘀之症。常治此症，轻者九服可愈，重者十八服可愈。吃三服后，如果气弱，每日煎黄芪八钱，徐徐服之，一日服完，此攻补兼施之法；若气不甚弱，黄芪不必用，以待病去，元气自复。

（13）交节病作

无论何病，交节病作，乃是瘀血。何以知其是瘀血？每见因血结吐血者，交节亦发，故知之。服三服不发。

（14）小儿疳症

疳病初起，尿如米泔，午后潮热，日久青筋暴露，肚大坚硬，面色青黄，肌肉消瘦，皮毛憔悴，眼睛发眬。古人以此症，在大人为劳病，在小儿为疳疾。照前症再添某病，则曰某疳，如脾疳、疳泻、疳肿、疳痢、肝疳、心疳、疳渴、肺疳、肾疳、疳热、脑疳、眼疳、鼻疳、牙疳、脊疳、蛔疳、无辜疳、丁溪疳、哺露疳，分病十九条，立五十方，方内多有栀子、黄连、羚羊、石膏大寒之品。因论病源系乳食过饱，肥甘无节，停滞中脘，传化迟滞，肠胃渐伤，则生积热，热盛成疳，则消耗气血，煎灼津液，故用大寒以清积热。余初时对症用方，无一效者。后细阅其论，因饮食无节，停滞中脘，此论是停食，不宜大寒之品；以传化迟滞，肠胃渐伤，则生积热之句而论，当是虚热，又不宜用大寒之品。后遇此症，细心审查，午后潮热，至晚尤甚，乃瘀血也；青筋暴露，非筋也，现于皮肤者，血管也。血管青者，内有瘀血也；渐至肚大坚硬成块，皆血瘀凝结而成。用通窍活血汤，以通血管；用血府逐瘀汤，去午后潮热；用膈下逐瘀汤，消化积块。三方轮服，未有不愈者。

方名：通窍活血汤

处方：赤芍一钱　川芎一钱　桃仁三钱（研泥）　红花三钱　老葱三根（切碎）　鲜姜三钱（切碎）　红枣七个（去核）　麝香五厘（绢包）

用黄酒半斤，将前七味煎一盅，去渣，将麝香入酒内，再煎二沸，临卧服。方内黄酒各处分量不同，宁可多二两，不可少；煎至一盅，酒亦无味，虽不能饮酒之人，亦可服。方内麝香，市井易于作假，一钱真，可合一两假，人又不能辨。此方麝香最要紧，多费数文，必买好的方妥，若买当门子更佳。大人一连三晚吃三服，隔一日再吃三服；若七八岁小儿，两晚吃一服；三两岁小儿，三晚吃一服。麝香可煎三次，再换新的。

方歌：通窍全凭好麝香，桃红大枣老葱姜，

川芎黄酒赤芍药，表里通经第一方。

方名：加味止痛没药散

治初起眼痛白珠红，后起云翳。

处方：没药三钱　血竭三钱　大黄二钱　朴硝二钱　石决明三钱（煅）

为末，分四服，早晚清茶调服。眼科外症，千古一方。

方名：通气散

治耳聋不闻雷声。余三十岁立此方。

处方：柴胡一钱　香附一钱　川芎五钱

为末，早晚开水冲服三钱。

2. 血府逐瘀汤所治症目

血府逐瘀汤所治之病，开列于后。

（1）头痛

头痛有外感，必有发热、恶寒之表症，发散可愈；有积热，必舌干口渴，用承气可愈；有气虚，必似痛不痛，用参芪可愈。查患头痛者，无表证，无里证，无气虚痰饮等症，忽犯忽好，百方

不效，用此方一剂而愈。

（2）胸痛

胸痛在前面，用木金散可愈；后通背亦痛，用栝蒌薤白白酒汤可愈；在伤寒，用栝蒌、陷胸、柴胡等，皆可愈。有忽然胸痛，前方皆不应，用此方一服，痛立止。

（3）胸不任物

江西巡抚阿霖公，年七十四，夜卧露胸可睡，盖一层布压则不能睡，已经七年，召余诊之，此方五服痊愈。

（4）胸任重物

一女二十二岁，夜卧令仆妇坐于胸方睡，已经两年，余亦用此方，三服而愈。

设一齐问病源，何以答之？

（5）天亮出汗

醒后出汗，名曰自汗；因出汗醒，名曰盗汗，盗散人之气血，此是千古不易之定论。竟有用补气、固表、滋阴、降火服之不效，而反加重者，不知血瘀亦令人自汗、盗汗。用血府逐瘀汤，一两服而汗止。

（6）食自胸右下

食自胃管而下，宜从正中。食入咽，有从胸右边咽下者，胃管在肺管之后，仍由肺叶之下转入肺前，由肺下至肺前，出膈膜入腹。肺管正中，血府有瘀血，将胃管挤靠于右，轻则易治，无碍饮食也；重则难治，挤靠胃管，弯而细，有碍饮食也。此方可效，痊愈难。

（7）心里热（名曰灯笼病）

身外凉，心里热，故名灯笼病。内有血瘀，认为虚热，愈补愈瘀；认为实火，愈凉愈凝。三两服血活热退。

（8）瞀闷

即小事不能开展，即是血瘀，三服可好。

（9）急躁

平素和平，有病急躁，是血瘀，一二服必好。

（10）夜睡梦多

夜睡梦多，是血瘀，此方一两服痊愈，外无良方。

（11）呃逆（俗名打咯忒）

因血府血瘀，将通左气门、右气门归并心上一根气管，从外挤严，吸气不能下行，随上出，故呃气。若血瘀甚，气管闭塞，出入之气不通，闷绝而死。古人不知病源，以橘皮竹茹汤、承气汤、都气汤、丁香柿蒂汤、附子理中汤、生姜泻心汤、代赭旋覆汤、大小陷胸等汤治之，无一效者，相传咯忒伤寒、咯忒瘟病必死。医家因古无法，见此症则弃而不治。无论伤寒、瘟疫、杂症，一见呃逆，速用此方，无论轻重，一服即效。此余之心法也。

（12）饮水即呛

饮水即呛，乃会厌有血滞，用此方极效。古人评论全错，余详于痘症条。

（13）不眠

夜不能睡，用安神养血药治之不效者，此方若神。

（14）小儿夜啼

何得白日不啼？夜啼者，血瘀也。此方一两服痊愈。

（15）心跳心忙

心跳心忙，用归脾安神等方不效，用此方百发百中。

（16）夜不安

夜不安者，将卧则起，坐未稳，又欲睡，一夜无宁刻，重者满床乱滚，此血府血瘀。此方服十余服可除根。

（17）俗言肝气病

无故爱生气，是血府血瘀，不可以气治，此方应手效。

（18）干呕

无他症，惟干呕，血瘀之症。用此方化血，而呕立止。

（19）晚发一阵热

每晚内热，兼皮肤热一时。此方一服可愈，重者两服。

方名：血府逐瘀汤

处方：当归三钱　生地三钱　桃仁四钱　红花三钱　枳壳二钱　赤芍二钱　柴胡一钱　甘草二钱　桔梗一钱半　川芎一钱半　牛膝三钱　水煎服。

方歌：血府当归生地桃，红花甘草壳赤芍，

柴胡芎桔牛膝等，血化下行不作劳。

3. 膈下逐瘀汤所治症目

膈下逐瘀汤所治之症，开列于后。

（1）积块

积聚一症，不必论古人立五积、六聚、七癥、八瘕之名，亦不议驳其错，驳之未免过烦。今请问在肚肠能结块者是何物？若

在胃结者，必食也；在肠结者，燥粪也。积块日久，饮食仍然如故，自然不在肠胃之内，必在肠胃之外。肠胃之外，无论何处，皆有气血。气有气管，血有血管。气无形不能结块，结块者，必有形之血也。血受寒，则凝结成块；血受热，则煎熬成块。竖血管凝结，则成竖条；横血管凝结，则成横条；横竖血管皆凝结，必接连成片，片凝日久，厚而成块。既是血块，当发烧。要知血府血瘀必发烧，血府，血之根本，瘀则殒命；肚腹血瘀不发烧，肚腹，血之梢末，虽瘀不致伤生。无论积聚成块在左肋、右肋、脐左、脐右、脐上、脐下，或按之跳动，皆以此方治之，无不应手取效。病轻者少服，病重者多服，总是病去药止，不可多服。倘病人气弱，不任克消，原方加党参三五钱皆可，不必拘泥。

（2）小儿痞块

小儿痞块，肚大青筋，始终总是血瘀为患。此方与前通窍活血汤、血府逐瘀汤三方轮转服之，月余，未有不成功者。

（3）痛不移处

凡肚腹疼痛，总不移动，是血瘀，用此方治之极效。

（4）卧则腹坠

病人夜卧，腹中似有物，左卧向左边坠，右卧向右边坠，此是内有血瘀。以此方为主，有杂症，兼以他药。

（5）肾泻

五更天，泄三两次，古人名曰肾泄，言是肾虚，用二神丸、四神丸等药，治之不效，常有三五年不愈者。病不知源，是难事也。不知总提上有瘀血，卧则将津门挡严，水不能由津门出，由幽门入小肠，与粪合成一处，粪稀溏，故清晨泻三五次。用此方逐总提上之瘀血，血活，津门无挡，水出泻止，三五服可痊愈。

（6）久泻

泻肚日久，百方不效，是总提瘀血过多，亦用此方。

方名：隔下逐瘀汤

处方：灵脂二钱（炒）　当归三钱　川芎三钱　桃仁三钱（研泥）　丹皮二钱　赤芍二钱　乌药二钱　元胡一钱　甘草三钱　香附钱半　红花三钱　枳壳钱半

水煎服。

方歌：隔下逐瘀桃牡丹，赤芍乌药元胡甘。

归芎灵脂红花壳，香附开郁血亦安。

二、半身不遂论叙

医家立言著书，心存济世者，乃良善之心也，必须亲治其症，屡验方法，万无一失，方可传与后人。若一症不明，留与后人再补，断不可徒取虚名，恃才立论，病未经见，揣度立方。倘病不知源，方不对症，是以活人之心，遗作杀人之事，可不畏欤？如伤寒、瘟疫、杂症、妇科，古人各有所长，对症用方，多半应手取效，其中稍有偏见，不过白玉微瑕。惟半身不遂一症，古之著书者，虽有四百余家，于半身不遂立论者，仅止数人。数人中，并无一人说明病之本源。病不知源，立方安得无错？余少时遇此症，始遵《灵枢》《素问》、仲景之论，治之无功；继遵河间、东垣、丹溪之论，投药罔效。辗转踌躇，几至束手。伏思张仲景论《伤寒》，吴又可著《瘟疫》，皆独出心裁，并未引古经一语。余空有活人之心，而无济世之手。凡遇是症，必细心研究，审气血之荣枯，辨经络之通滞。四十年来，颇有所得，欲公之天下，以济后人。奈不敢以管见之学，驳前人之论，另立方法，自取其罪。友人曰：真胸有确见，屡验良方，补前人之缺，救后人之难，不但有功于后世，正是前代之勋臣，又何罪之有？余闻斯议，不揣鄙陋，将男妇小儿半身不遂、瘫腿痿症、抽搐筋挛之得病之源、外现之症、屡验良法、难治易治之形状及前人所论脉理、脏腑、经络之错误，一一绘图申明其说，详述前后，以俟高明再加补助，于医道岂无小补云尔。

1. 半身不遂论

半身不遂，病本一体，诸家立论，竟不相同。始而《灵枢经》曰：虚邪偏客于身半，其入深者，内居荣卫，荣卫衰则真气去，邪气独留，发为偏枯。偏枯者，半身不遂也。《素问》曰：风中五脏六腑之俞，所中则为偏风。张仲景曰：夫风之为病，当令人半身不遂。三书立论，本源皆专主于风。至刘河间出世，见古人方论无功，另出手眼，云：中风者，非肝木之风内动，亦非外中于风，良由将息失宜，内火暴甚，水枯莫制，心神昏昧，卒倒无所知。其论专主于火。李东垣见河间方论矛盾，又另立论，曰：中风者，气虚而风邪中之，病在四旬以后，壮盛稀有，肥白气虚者间亦有之。论中有中腑、中脏、中血脉、中经络之分，立法以本气虚、外受风邪是其本也。朱丹溪见东垣方症不符，又分途立论，言：西北气寒，有中风；东南气湿，非真中风。皆因气血先虚，湿生痰，痰生热，热生风也。其论专主于痰，湿痰是其本也。王安道见丹溪论中，有"东南气温，非真中风"一句，便云：《灵枢》《素问》、仲景所言是真中风，河间、东垣、丹溪所言是类中风。虞天民言：王安道分真中风、类中风之说，亦未全是。四方病此者，尽因气湿痰火挟风而作，何尝见有真中、类中之分？独张景岳有高人之见，论半身不遂，大体属气虚，易中风之名，著非风之论，惟引用《内经》厥逆，并辨论寒热、血虚及十二经之见症，与症不符，其方不效者。可惜先生于此症阅历无多。其余名家所论病因，皆是因风、因火、因气、因痰之论；所立之方，俱系散风、清火、顺气、化痰之方。有云气血虚弱而中风邪者，于散风清火方中，加以补气养血之药；有云阴虚亏损而中风邪者，于滋阴补肾药内，佐以顺气化痰之品。或补多而攻少，或补少而攻多，自谓攻补兼施，于心有得。今人遵用，仍然无效，又不敢议论古人之非，不曰古方不合今病，便云古今元气不同。既云方不合病，元气不同，何得伤寒病，麻黄、承气、陷胸、柴胡，应手取效？何得中风门，愈风、导痰、秦艽、三化，屡用无功？总不思古人立方之本，效与不效，原有两途。其方效者，必是亲治其症，屡验之方；其不效者，多半病由议论，方从揣度。以议论揣度，定论立方，如何能明病之本源？因何半身不遂，口眼歪斜？因何语言謇涩，口角流涎？因何大便干燥，小便频数？毫无定见，古人混淆。以一亏损五成元气之病，反用攻发克消之方，安得不错？溯本穷源，非错于医，乃错自著书者之手。嗟呼！此何等事，而竟以意度，想当然乎哉！

2. 半身不遂辨

或曰：半身不遂，古人风火湿痰之论，诸家层次议驳，有证据可凭乎？余曰：即以仲景《伤寒论》中风篇云，中风则令人头痛身痛，发热恶寒，干呕自汗；《金匮要略》论伤风，则令人鼻塞喷嚏、咳嗽声重、鼻流清涕；中风本门又云，夫风之为病，当令人半身不遂。今请问何等风，何等中法，令人头痛身痛、发热恶寒、干呕自汗？何等风，何等中法，则令人鼻塞喷嚏、咳嗽声重、鼻流清涕？何等风，何等中法，则令人半身不遂？半身不遂若果是风，风之中人，必由皮肤入经络，亦必有由表入里之证可查。常治此症，初得时，并无发热恶寒、头痛身痛、目痛鼻干、寒热往来之表症。既无表症，则知半身不遂非风邪所中。再者，众人风火湿痰之论，立说更为含混。如果是风火湿痰，无论由外中、由内发，必归经络；经络所藏者，无非气血；气血若为风火湿痰阻滞，必有疼痛之症；有疼痛之症，乃是身痛之痹症，非是半身不遂，半身不遂无疼痛之症。余平生治之最多，从未见因身痛痹症而得半身不遂者。由此思之，又非风火湿痰所中。

3. 半身不遂本源

或曰：君言半身不遂，亏损元气是其本源，何以亏至五成方病？愿闻其说。余曰：夫元气藏于气管之内，分布周身，左右各得其半。人行坐动转，全仗元气。若元气足，则有力；元气衰，则无力；元气绝，则死矣。若十分元气，亏二成剩八成，每半身仍有四成，则无病；若亏五成剩五成，每半身只剩二成半，此时虽未病半身不遂，已有气亏之症，因不痛不痒，人自不觉。若元气一亏，经络自然空虚，有空虚之隙，难免其气向一边归并。如右半身二成半归并于左，则右半身无气；左半身二成半，归并于右，则左半身无气。无气则不能动；不能动，名曰半身不遂。不遂者，不遂人用也。如睡时气之归并，人不能知觉，不过是醒则不能翻身；惟睡醒时气之归并，自觉受病之半身，向不病之半身流动，比水流波浪之声尤甚；坐时归并，身心歪倒；行走时归并，半身无气，所以跌仆，人便云因跌仆得半身不遂，殊不知非因跌仆得半身不遂，实因气亏得半身不遂，以致跌仆。

4. 口眼歪斜辨

或曰：半身不遂既然无风，如何口眼歪斜？余曰：古人立歪斜之名，总是临症不细心审查之故。口眼歪斜，并非歪斜，因受病之半脸无气，无气则半脸缩小。一眼无气力，不能圆睁，小眼角下抽；口半边无气力，不能开，嘴角上抽。上下相凑，乍看似歪斜，其实并非左右之歪斜。尝治此症，凡病左半身不遂者，歪斜多半在右；病右半身不遂者，歪斜多半在左。此理令人不解，又无书籍可考。何者人左半身经络，上头面从右行；右半身经络，上头面从左行，有左右交互之义？余亦不敢为定论，以待高明细心审查再补。

又曰：口眼歪斜，尽属半脸无气乎？余曰：前论指兼半身不遂而言，若壮盛人，无半身不遂，忽然口眼歪邪，乃受风邪阻滞经络之症。经络为风邪阻滞，气必不上达，气不上达头面，亦能病口眼歪斜。用通经络散风之剂，一药而愈，又非治半身不遂方之所能为也。

5. 辨口角流涎非痰饮

或曰：口角流涎，非痰饮乎？余曰：尝治此症，见所流尽是清水，并非稠痰，明明气虚不固津液。不明此理，试看小儿气不足时，流涎者十有八九；高年人气衰时，流涎者十有二三；再以他症互相参考，流涎者属气虚无疑。

6. 辨大便干燥非风火

或曰：患半身不遂，兼大便干燥，古人名曰风燥，言其病有风有火，有是理乎？余曰：若是风火，用散风清火、润燥攻下药，大便一行，风散火清，自当不燥。尝见治此症者，误用下药，下后干燥更甚。总不思平素出大恭时，并非大恭顺谷道自流，乃用气力催大恭下行。既得半身不遂之后，无气力使手足动，无气力使舌言，如何有气力到下部催大恭下行？以此推之，非风火也，乃无气力催大恭下行，大恭在大肠日久不行，自干燥也。

7. 辨小便频数遗尿不禁

或曰：小便频数、遗尿不禁，有火有虚，有分别乎？余曰：有尿溺时，玉茎内疼痛，尿一点一滴而出，兼之色红，乃是火症；若高年人或虚弱人，尿长而痛，其色清白，乃属气虚。尿孔开张，尿流而不知，名曰遗尿；不禁者，尿欲出，而人禁止不溺，尿仍自出，此专指小便自病而言。若半身不遂兼小便频数、遗尿不禁，绝无玉茎疼痛之苦，此是气虚不固提也。

8. 辨语言謇涩非痰火

或曰：说话不真，古名语言謇涩，前人论舌之本，有痰有火，此理想来不错？余曰：非痰火也。舌中原有两管，内通脑气，即气管也，以容气之往来，使舌动转能言。今半身无气，已不能动；舌亦半边无气，亦不能全动，故说话不真。试看小儿气不足不能行走时、高年人气衰时，说话俱不真，是其证也。

9. 辨口噤咬牙

或曰：既无风火，如何口噤咬牙？余曰：口噤自是口噤，咬牙自是咬牙，古人以口噤、咬牙混成一症，何临症粗心之甚！口噤是虚，咬牙是实。口噤是牙紧不开，咬牙是叩齿有声。在伤寒、温病、杂症、妇科，有虚症口噤者，有实症咬牙者。独半身不遂，有口噤，绝无咬牙。亦有口噤太甚，下牙里收，其声如锉，似咬牙，实非咬牙，亦虚症也。如无半身不遂，又无他症相兼，忽然口噤不开，乃风邪阻滞经络，气不上达之所致，用疏通经络之剂即愈。

10. 记未病以前之形状

或曰：元气既亏之后，未得半身不遂以前，有虚症可查乎？余生平治之最多，知之最悉。每治此症，愈后问及未病以前之形状，有云偶尔一阵头晕者，有头无故一阵发沉者，有耳内无故一阵风响者，有耳内无故一阵蝉鸣者，有下眼皮常跳动者，有一支眼渐渐小者，有无故一阵眼睛发直者，有眼前常见旋风者，有常向鼻中攒冷气者，有上嘴唇一阵跳动者，有上下嘴唇相凑发紧者，有睡卧口流涎沫者，有平素聪明忽然无记性者，有忽然说话少头无尾、语无伦次者，有无故一阵气喘者，有一手常颤者，有两手常颤者，有手无名指每日有一时屈而不伸者，有手大指无故自动者，有胳膊无故发麻者，有腿无故发麻者，有肌肉无故跳动者，有手指甲缝一阵阵出冷气者，有脚指甲缝一阵阵出冷气者，有两腿膝缝出冷气者，有脚孤拐骨一阵发软、向外棱倒者，有腿无故抽筋者，有脚指无故抽筋者，有行走两腿如拌蒜者，有心口一阵气堵者，有心口一阵发空、气不接者，有心口一阵发忙者，有头项无故一阵发直者，有睡卧自觉身子沉者，皆是元气渐亏之症。因不痛不痒，无寒无热，无碍饮食起居，人最易于疏忽。

11. 论小儿半身不遂

或曰：小儿亦有半身不遂者？余曰：小儿自周岁至童年皆有。突然患此症者少，多半由伤寒、瘟疫、痘疹、吐泄等症，病后元气渐亏，面色青白，渐渐手足不动，甚至手足筋挛，周身如泥塑，皆是气不达于四肢。古人以风治，是于此症阅历无多。

三、瘫痿论

或曰：元气归并左右，病半身不遂，有归并上下之症乎？余曰：元气亏五成，下剩五成，周流一身，必见气亏诸态。若忽然归并于上半身，不能行于下，则病两腿瘫痿。奈古人论痿症之源，因足阳明胃经湿热，上蒸于肺，肺热叶焦，皮毛焦悴，发为痿症，概用清凉攻下之方。余论以清凉攻下之药，治湿热腿痛痹症则可，治痿症则不相宜。岂知痹症疼痛日久，能令腿瘫，瘫后仍然腿疼；痿症是忽然两腿不动，始终无疼痛之苦。倘标本不清，虚实混淆，岂不遗祸后人！

方名：补阳还五汤

此方治半身不遂，口眼歪斜，语言謇涩，口角流涎，大便干燥，小便频数，遗尿不禁。

处方：黄芪四两，生　归尾二钱　赤芍一钱半　地龙一钱，去土　川芎一钱　桃仁一钱　红花一钱　水煎服。

初得半身不遂，依本方加防风一钱，服四五剂后去之。如患者先有入耳之言，畏惧黄芪，只得迁就人情，用一二两，以后渐加至四两，至微效时，日服两剂，岂不是八两？两剂服五六日，每日仍服一剂。如已病三两个月，前医遵古方用寒凉药过多，加附子四五钱。如用散风药过多，加党参四五钱，若未服，则不必加。此法虽良善之方，然病久气太亏，肩膀脱落二三指缝，胳膊曲而搬不直，脚孤拐骨向外倒，哑不能言一字，皆不能愈之症。虽不能愈，常服可保病不加重。若服此方愈后，药不可断，或隔三五日吃一服，或七八日吃一服，不吃恐将来得气厥之症。方内黄芪，不论何处所产，药力总是一样，皆可用。

方歌：补阳还五赤芍芎，归尾通经佐地龙，

四两黄芪为主药，血中瘀滞用桃红。

四、瘟毒吐泻转筋说

上吐下泻转筋一症，古人立名曰霍乱，宋朝太医院立方，名曰《局方》，立藿香正气散以治之。以邪气伤正气之病，反用攻发正气之药，岂不愧太医之名！至我朝道光元年，岁次辛巳，瘟毒流行，病吐泻转筋者数省，京都尤甚，伤人过多，贫不能葬埋者，国家发帑施棺，月余之间，费数十万金。彼时业医者，有用参术姜附见效者，便言阴寒；有用芩连栀柏见效者，则云毒火。余曰：非也，不分男女老少，众人同病，乃瘟毒也。或曰：既是瘟毒，姜附熬，芩连凉，皆有见效者，何也？余曰：芩连效在初病，人壮毒胜时，姜附效在毒败，人弱气衰时。又曰：有芩连姜附服之不效，而反有害者，何也？余曰：试看针刺而愈者，所流尽是黑紫血，岂不是瘟毒烧炼？瘟毒自口鼻入气管，由气管达于血管，将气血凝结，壅塞津门，水不得出，故上吐下泻。初得，用针刺其胳膊肘里弯处血管，流紫黑血，毒随血出而愈。或曰：所刺是何

穴？请明白指示。余曰：余虽善针，不必论，是穴名曰尺泽。人气管周身贯通，血管周身亦贯通。尺泽左右四五根血管，刺之皆出血，皆可愈；尺泽上下刺之，亦可愈。总之，用针所刺而愈，皆风、火、气有余之症；不足之症，愈针愈坏，此针灸家隐讳不肯言也。仓促之时，用针刺，取其捷便也。一面针刺，一面以解毒活血汤治之，活其血，解其毒，未有不一药而愈者。但此症得之最速，伤元气最快，一半日可伤生。若吐泻一两时后，或半日后，一见腿抽，便是腿上气少；一见胳膊抽，便是胳膊上气少。如见眼胞塌陷、汗出如水、肢冷如冰，漫言凉药有害，即余所立解毒活血汤，亦有过无功。此时无论舌干口燥，大渴饮冷，一时饮水数碗，放心用姜附回阳汤，一服可夺命。此法非浅医所能知也。

方名：解毒活血汤

处方：连翘二钱　葛根二钱　柴胡三钱　当归二钱　生地五钱　赤芍三钱　桃仁八钱，研　红花五钱　枳壳一钱　甘草二钱

　　水煎服。

方歌：解毒活血连翘桃，红花归壳葛赤芍，

　　　　胡甘草同生地，吐泻良方用水熬。

　　　　此方谓初得吐泻而言，若见汗多、肢冷、眼塌，不可用。

方名：急救回阳汤

　　若吐泻一见转筋、身凉、汗多，非此方不可，莫畏病人大渴饮冷不敢用。

处方：党参八钱　附子八钱，大片　干姜四钱　白术四钱　甘草三

钱　桃仁二钱，研　红花二钱

方歌：急救回阳参附姜，温中术草桃红方，

　　　　见真胆雄能夺命，虽有桃红气无伤。

解毒活血汤与急救回阳汤，两方界限分清，未有不应手而愈者。慎之！慎之！

五、论小儿抽风不是风

夫抽风一症，今人治之不效者，非个人错治，乃古方误人。古人不止论病立方误人，立病名曰抽风，风之一字，尤其误人。又因此症多半由伤寒、瘟病，或痘疹、吐泄等症，病久而抽，则名曰慢惊风。慢、惊、风三字，相连立名，更为可笑，不但文义不通，亦未细察病源。若真是风，风之中人，必由皮肤入经络，亦必有由表入里之表症可查。既查无外感之表症，古人何得著书立方，总言是风？其所以言风者，因见其病发作之时，项背反张，两目天吊，口噤不开，口流涎沫，咽喉痰声，昏沉不省人事，以为中风无疑。殊不知项背反张，四肢抽搐，手足握固，乃气虚不固肢体也；两目天吊，口噤不开，乃气虚不上升也；口流涎沫，乃气应不固津液也；咽喉往来痰声，非痰也，乃气虚不归原也。如不明此理，试看高年人，久病寿终时，或项强身重，或露睛天吊，或牙紧流涎，或痰声拽锯，或冷汗淋漓，一派气脱之症，明明显露。以抽风之两目天吊、口噤流涎，痰声拽锯互相参看，则抽风之症，气虚无疑。元气既虚，必不能达于血管；血管无气，必停留而瘀。以一气虚血瘀之症，反用散风清火之方，安得不错？服散风药，无风服之则散气；服清火药，无火服之则血凝。再服攻发克消之方，

气散血亡，岂能望生！溯本穷源，非死于医，乃死于著书者之手。每见业小儿科阅历多者，绝不误人，因抽风古方不效，见抽风则弃而不治。亦有高手，看小儿现在之症，知将来必抽风，虽无方调治，亦必告知病家，此病恐将来抽风。何以知其将来必抽风？凡将欲抽风之前，必先见抽风之症，如见顶门下陷、昏睡露睛、口中摇舌、不能啼哭、哭无眼泪、鼻孔扇动、咽喉痰声、头低不抬、口噤无声、四肢冰冷、口吐白沫、胸高如碗、喘急气促、面色青白、汗出如水、不能裹乳、大便绿色、腹内空鸣、下泄上嗽、肌肉跳动，俱是抽风之兆，前二十症不必全见，但见一二症，则知将来必抽。其中有可治者，有不可治者，并所用之方，皆开列于后。若露睛天吊、不食不哭、痰鸣气喘，病虽沉重，乃可治之症；若天庭灰色、肾子上缩，或脉微细，或脉全无，外形虽轻，乃不治之症。

方名：可保立苏汤

此方治小儿因伤寒、瘟疫，或痘疹、吐泻等症，病久气虚、口肢抽搐，项背后反，两目天吊，口流涎沫，昏沉不省人事，皆效。

处方：黄芪一两五钱，生　党参三钱　白术二钱　甘草二钱　当归二钱　白芍二钱　酸枣仁三钱，炒　山茱萸一钱　枸杞子二钱　破故纸一钱　核桃一个，连皮打碎

水煎服。此方分两，指四岁小儿而言。若两岁，分两可以减半；若一岁，分两可用三分之一；若两三个月，分两可用四分之一，又不必拘于付数。余治此症，一日之间，常有用两三服者，服至不抽。必告知病家，不可因不抽，遂不服药，必多服数服，

气足方妥。

方歌：可保立苏故纸枣，术归芍药参耆草。

山萸枸杞水煎服，一个核桃带壳捣。

六、论痘非胎毒

夫小儿痘疹，自汉至今，著书立方者不可胜数，大抵不过分顺险逆，辨别轻重死生，并无一人说明痘之本源。所以后人有遵保元汤，用黄芪、人参者；有宗归宗汤，用大黄、石膏者：有遵解毒汤，用犀角、黄连者。痘本一体，用药竟不相同。遇顺险之痘，查小儿壮弱，分别补泻清凉，用之皆可望生。惟一见逆症，遂无方调治，即云天数当然，此不知痘之本源故也。或曰：古人若不知痘之本源，如何见逆痘便知几天死？余曰：此非古人知痘之本源也，因看痘多，知某日见苗，某日何形，某日何色，某日何症，治之不效，至某日必死。古人知逆痘几天死者，盖由此也。如知痘之本源，岂无方调治？或曰：如君所言，痘之逆症有救乎？余曰：痘之险症，随手而愈，不足论。至于逆症，皆有本源，辨明本源，岂不可救？如余所治，闷症不出，周身攒簇，细密如蚕壳，平板如蛇皮，不热即出，见点紫黑，周身细密无缝，紫白灰色相间，蒙头锁口，锁项托腮，皮肉不肿，通身水泡，不起胀行浆，不化脓结痂，见点后抽风不止，九窍流血鲜红，咳嗽声哑，饮水即呛。六七天作痒，抓破无血；七八日泄肚，胃口不开。至危之时，头不能抬，足歪不正，两目天吊，项背后反等逆症，初见之时，辨明虚实，皆可望生。明此理者，知余补前人之未及，救今人之疑难；不明此理者，妄加评论，以余言为狂妄，而不知非狂也，知痘之本源也。不似诸家议论，出痘总是胎毒。诸书又曰：自汉以前无出痘者，既云胎毒，汉以前人独非父母所生？此论最为可笑。若依古人之论，有谓胎毒藏于脏腑，而何以未出痘以前，脏腑安然无病？有谓胎毒藏于肌肉，而何以未出痘以前，皮肤更不生疮？又有谓胎毒藏于骨髓，或因惊恐跌仆，或因伤食感冒，触动其毒，发为天花。信如斯言，因惊恐跌仆，伤食感冒，触动而发，则是自不小心。伏思出花正盛时，非止一人出花，少则一方，多则数省，莫非数省之人，同时皆不小心？此论更为无理。再见世上种痘之医，所种之痘，无论多少，无一不顺。若是胎毒，毒必有轻重，毒重者痘必险，何以能无一不顺？由此思之，如何胎毒二字牢不可破，殊不知非胎毒，乃胞胎内血中之浊气也。儿在母腹，始因一点真精，凝结成胎，以后生长脏腑肢体，全赖母血而成。胞胎内血中浊气，降生后仍藏荣血之中，遇天行触浊气之瘟疫，由口鼻而入气管，由气管而达于血管，将血中浊气逐之，自皮肤而出，色红似花，故名天花；形圆如豆，故名曰痘。总之，受瘟疫轻，瘟毒随花而出，出花必顺；受瘟疫重，瘟毒在内逗留，不能随花而出，出花必险；受瘟疫至重，瘟毒在内烧炼其血，血受烧炼，其血必凝，血凝色必紫，血死色必黑，痘之紫黑，是其症也。死血阻塞道路，瘟疫之毒，外不得由皮肤而出，必内攻脏腑，脏腑受毒火煎熬，随变生各脏逆症。正对痘科书中所言，某经过痘，不知非某经逆痘也，乃某经所受之瘟毒也。痘之顺逆，在受瘟疫之轻重；治痘之紧要，全在除瘟毒之方法。瘟毒不除，花虽少而必死；瘟毒若除，花虽多不致伤生。痘科书中，但论治胎毒，而不知治瘟毒；纵知治瘟毒，而不知瘟毒巢穴在血。若辨明瘟毒轻重、血之通滞、气之虚实，立救逆痘于反掌之间。此所谓知其要者，一言而终耳。

1. 论痘浆不是血化

痘出时是红色，五六天后忽变清浆，次变白浆，次变混浆，次变黄脓，终而结痂。古人谓痘浆总是血化，若是血化，红血必能变白色，今请以血一盏试之，或以矾清，或以火熬，能使之变清水、白浆、混浆、黄脓乎？痘本血管内血中浊气，遇天行触浊气之瘟疫，自口鼻而入于气管，达于血管，将血管中浊气与血并气管中津液逐之，自毛孔而出，所以形圆色红，五六天后，痘中之血仍退还血管，痘内止存浊气津液。津液清，名曰清浆；清浆为瘟毒烧炼，稠而色白，故名白浆；白浆再炼，更稠而混，故名混浆；混浆再炼，稠如疮脓，故名黄脓；将黄脓炼干而结痂。痘不行浆，皆因血不退还血管；血不退还血管，皆因血管内有瘟毒烧炼，血凝阻塞血之道路。若通血管之瘀滞，何患浆之不行?

2. 论出痘饮水即呛

出痘有四五天、七八天饮水即呛者，古人论毒火壅于咽喉，列于不治之症，总是不明咽喉、左右气门之体质。舌后为喉，即肺管；喉后为咽，即胃管；咽前喉后两边凹处有气管两根，名左气门、右气门；舌根有一白片、其厚如钱，名曰会厌，正盖肺管、左右气门上口。人咽饮食，必以舌尖抵上颚，使会厌将肺管与左右气门盖严，饮食方可过肺管、左右气门，入后之胃管。试看人吃饭，饮食将入嗓至喉，未入咽时，或忽然冷笑，气暴上冲，会厌一开，或一粒米，或一滴水，入左右气门，立刻由鼻呛出，是其证也。今痘毒烧炼，会厌血凝，不能盖严气门，故饮水渗人即呛。

食不呛者，因微微小缝，能渗水而食不能人，故不呛。化开会厌中瘀血，其呛立止。

3. 论七八天痘疮作痒

痘疮作痒者，当先分明皮肤。皮是皮，肤是肤，皮肤不分，如何能明痘疮作痒之本源？如人汤烫火烧，随起一泡，其薄如纸，即是肤；肤里肉外，厚者是皮。痘至六七天，瘟毒、浊气、津液尽归于皮之外，肤之内；痘巢之中，正气虚，不能达痘中行浆、化脓、结痂，以致瘟毒外不得出肤，内不得入皮，毒在皮外肤里，故作痒。医家遵《素问》诸疮痛痒皆属于火之句，随用清凉之品，克伐生气，不但作痒不止，胃气转伤。有专用补气者，气愈补而血愈瘀；血瘀，气更不能外达于皮肤。此时用补气破血之剂，通开血道，气直达于皮肤，未有不一药而痒即止者。

方名：通经逐瘀汤

此方无论痘形攒簇，蒙头覆釜，周身细碎成片，或夹疹夹斑，浮衣水泡，其色或紫或暗或黑，其症或干呕、烦躁、昼夜不眠，逆形逆症，皆是瘀血凝滞于血管，并宜用此方治之。其方中药性不大寒大热，不大攻大下，真是良方也。

处方：桃仁八钱，研　红花四钱　赤芍三钱　山甲四钱，炒　皂刺六钱　连翘三钱，去心　地龙三钱，去心　柴胡一钱　麝香三厘，绢包

水煎服。大便干燥，加大黄二钱，便利去之。五六日后，见清浆、白浆，将麝香去之，加黄芪五钱，将山甲、皂角刺减半；至七八日后，桃仁、红花亦减半，黄芪可用八钱。此方指四五岁而言，若一二岁，分量可减半；若八九岁，分量可加一半。

方歌：通经甲皂麝香龙，逐瘀赤芍桃与红，

连翘柴胡毒可解，便干微用大黄攻。

方名：会厌逐瘀汤

此方治痘五六天后，饮水即呛。

处方：桃仁五钱，炒　红花五钱　甘草二钱　桔梗三钱　生地四钱　当归二钱　玄参一钱　柴胡一钱　枳壳二钱　赤芍二钱

水煎服。此方指五六天后呛水而言。若痘后抽风兼饮水即呛者，乃气虚不能使会厌盖严气管，照抽风方治之。

方歌：会厌逐瘀是病源，桃红甘桔地归玄，

柴胡枳壳赤芍药，水呛血凝立可痊。

方名：止泻调中汤

治痘六七日后，泄泻不止，或十余日后泄泻，皆治之。

处方：黄芪八钱　党参三钱　甘草二钱　白术二钱　当归二钱　白芍二钱　川芎一钱　红花三钱，附子一钱，制　良姜五分　官桂五分，去粗皮

水煎服。此方指痘六七天后泄泻而言；痘后抽风兼泄泻者，亦效。不是初出痘泄泻之方。

方歌：止泻调中参草者，术归芍药芎红随，

附子良姜桂少用，气虚泄泻总相宜。

方名：保元化滞汤

治痘五六日后，痢疾或白、或红、或红白相杂，皆治。

处方：黄芪一两（煎汤，冲）　滑石一两（末）

晚服，加白沙糖五钱更妙。此方乃余之心法，不独治小儿痘症、痢疾，大人初痢、久痢，皆有奇效。然在人初痢，滑石用一两五钱，白糖一两，不必用黄芪；久痢加黄芪，滑石仍用一两五钱。

方歌：保元化滞补攻方，一两黄芪煎作汤，

为末滑石须一两，冲服痢止气无伤。

方名：助阳止痒汤

治痘六七日后，作痒不止，抓破无血。兼治失音声哑。

处方：黄芪一钱　桃仁二钱（研）　红花二钱　皂刺一钱　赤芍一钱　山甲一钱（炒）

此方治痘后六七日，作痒甚者，抓破无血；不是治初出痘一二日作痒之方。

方歌：助阳止痒耆桃红，皂刺赤芍山甲同，

声哑失音同一治，表虚因里气不行。

方名：足卫和荣汤

治痘后抽风，两眼天吊，项背反张，口噤不开，口流涎沫，昏沉不醒人事，周身溃烂，脓水直流，皆治之。

处方：黄芪一钱　甘草二钱　白术二钱　党参三钱　白芍二钱　当归一钱　枣仁二钱　桃仁一钱五分（研）　红花一钱五分

水煎服。此方专治痘后抽风及周身溃烂，若因伤寒、瘟疫、杂症，疾久气虚抽风，抽风门另有专方。

方歌：足卫和荣芪草术，参芍归枣桃红扶，

　　　　抽风风字前人误，服此还阳命可苏。

七、少腹逐瘀汤说

此方治少腹积块疼痛，或有积块不疼痛，或疼痛而无积块，或少腹胀满，或经血见时，先腰酸少腹胀，或经血一月见三五次，接连不断，断而又来，其色或紫或黑或块，或崩漏兼少腹疼痛，或粉红兼白带，皆能治之，效不可尽述。

更出奇者，此方种子如神，每经初见之日吃起，一连吃五服，不过四月必成胎。必须男女年岁与月合成阳数方生子，如男女两人，一单岁，一双岁，必择双月方生子；如两单岁或两双岁，必择单月方生子。择月不可以初一为定准，以交接为定准。要知偶有经过二十日结胎者，切记准日期，倘月份不对，生女，莫谓余方不验。余用此方，效不可以指屈。

道光癸未年，直隶布政司素纳公，年六十，因无子甚忧，商之于余。余曰：此易事耳。至六月，令其如君服此方，每月五服，至九月怀孕，至次年甲申六月二十二日生少君，今七岁矣。

此方更有险而不险之妙。孕妇体壮气足，饮食不减，并无伤损。三个月前后，无故小产，常有连伤数胎者，医书颇多，仍然议论滋阴养血、健脾养胃、安胎保胎，效方甚少，不知子宫内先有瘀血占其地，胎至三月，再长，其内无容身之地，胎病靠挤，血不能入胎胞，从旁流而下，故先见血；血既不入胎胞，胎无血养，故小产。如曾经三月前后小产，或连伤三五胎，今又怀胎，至两个月前后，将此方服三五服，或七八服，将子宫内瘀血化净，小儿身

长有容身之地，断不致再小产；若已经小产，将此方服三五服，以后成胎，可保无事。

此方去疾、种子、安胎，尽善尽美，真良善方也。

方名：少腹逐瘀汤

处方：小茴香七粒，炒　干姜二分，炒　元胡一钱　没药二钱，炒　当归三钱　川芎二钱　官桂一钱　赤芍二钱　蒲黄三钱，生　灵脂二钱，炒　水煎服。

方歌：少腹茴香与炒姜，元胡灵脂没芎当，

　　　　蒲黄官桂赤芍药，种子安胎第一方。

八、怀胎说（兼记难产胎衣不下方）

古人论胎在子宫，分经轮养：一月肝经养，二月胆经养，三月心经养，四月三焦养，五月脾经养，六月胃经养，七月肺经养，八月大肠养，九月肾经养。若依其论，胎至两月，自当肝经交代，胆经接班，此论实在无情无理。儿在母腹，全赖母血而成，一言可了，何必图取虚名，故作欺人之论。又如子啼门云：儿在母腹，口含脐带疙瘩，吮血养生。请问：初结胎无口时，又以何物吮血养生？既不明白，何不归而谋诸妇，访问收生婆，访问的确再下笔，断不致遗笑后人。岂知结胎一月之内，并无胎衣。一月后，两月内，始生胎衣。胎衣既成，儿体已定。胎衣分两段，一段厚，是双层，其内盛血；一段薄，是单层，其内存胎。厚薄之间，夹缝中长一管，名曰脐带，下连儿脐。母血入胎衣内盛血处，转入脐带，长脏腑肢体，周身齐长，并非先长某脏，后长某腑。一月

小产者，并无胎衣；两月小产者，有胎衣，形如秤锤，上小下大，不过是三指长短；三月小产者，耳目口鼻俱备，惟手足有拳不分指；至月足临生时，儿蹬破胎衣，头转向下而生；胎衣随胎而下，胎衣上之血随胎衣而下，此其长也。最关紧要是难产，古人原有开骨散，服之有效者，有不效者，其方总论活血开骨，不重用力劳乏。余每用开骨散，重加黄芪，不过一时胎即下。至胎衣不下，古人原有没竭散，始而用之，有效与不效，继而加倍用之，胎衣立下。药味要紧，分量更要紧。

方名：古开骨散

治难产。

处方：当归一钱　川芎五钱　龟板八钱　血余一团，烧灰　黄芪四两，生　水煎服。

方名：古没竭散

治胎衣不下。

处方：没药三钱　血竭三钱　为末，滚水调服。

方名：黄芪桃红汤

治产后抽风，两目天吊，口角流涎，项背反张，昏沉不省人事。

处方：黄芪八两，生　桃仁三钱，研　红花二钱

水煎服。妇科以《济阴纲目》为最，《医宗金鉴》择其方论，纂为歌诀，令人易读易记。惟抽风一症，方不效，余已补之。

方名：古下瘀血汤

治血鼓。何以知是血鼓？腹皮上有青筋，是血鼓腹大。

处方：桃仁八钱　大黄五分　䗪虫三个　甘遂五分（或八分）

为末冲服，水煎服。与前膈下逐瘀汤轮流服之，方妥。

方名：抽葫芦酒

治腹大，周身肿。

处方：自抽干葫芦，焙为末，黄酒调服三钱。若葫芦大，以黄酒入内，煮一时，服酒颇效，取其自抽之义。

方名：蜜葱猪胆汤

治通身肿，肚腹不大。

处方：猪胆一个取汁　白蜜四两调和一处　葱头四个带白一寸　黄酒半斤

用酒煎葱两三沸，将酒冲入蜜胆内，服之立效。

方名：刺猬皮散

治遗精，梦而后遗，不梦而遗，虚实皆效。

处方：刺猬皮一个，瓦上焙干，为末，黄酒调，早服。实在效，真难吃。

方名：小茴香酒

治白浊，俗名骗白，又名下淋，精道受风，汤药全不效。

处方：小茴香一两炒黄

为粗末，黄酒半斤烧滚，冲，停一刻，去渣，服酒。

九、痹症有瘀血说

凡肩痛、臂痛、腰痛、腿痛或周身疼痛，总名曰痹症。明知受风寒，用温热发散药不愈；明知有湿热，用利湿降火药无功。久而肌肉消瘦，议论阴亏，随用滋阴药，又不效。至此便云：病在皮脉，易于为功；病在筋骨，实难见效。因不思风寒湿热入皮肤，何处作痛。入于气管，痛必流走；入于血管，痛不移处。如论虚弱，是因病而致虚，非因虚而致病。总滋阴，外受之邪，归于何处？总逐风寒，去湿热，已凝之血，更不能活。如水遇风寒，凝结成冰，冰成风寒已散。明此义，治痹症何难？古方颇多，如古方治之不效，用以下处方。

方名：身痛逐瘀汤

处方：秦艽一钱　川芎二钱　桃仁三钱　红花三钱　甘草二钱　羌活一钱　没药二钱　当归三钱　灵脂二钱，炒　香附一钱　牛膝三钱　地龙二钱，去土　若微热，加苍术、黄柏；若虚弱，量加黄芪一二两。

方歌：身痛逐瘀膝地龙，羌秦香附草归芎，

　　　　黄芪苍柏量加减，要紧五灵桃没红。

方名：硇砂丸

治瘰疬鼠疮，满项满胸，破烂流脓，无不应手取效。

处方：硇砂二钱，研细、皂角子一百个、干醋一斤。前二味入醋内

浸三日，入砂锅内熬之，将干，将锅底硇砂拌于皂子上，候干，以微火焙干，或以炉台上炕之。每晚嚼五粒或八粒，一日早晚或吃两次，以滚白水送。然干则皂子过硬，为末服亦可。方内硇砂有红、白二种，余所用是红色者，未知白色硇砂功效若何。硇砂红色者，出库车北山洞中，夏令从洞中出火，人不能近前；冬今回民赤身近洞取之。本草言西域盐卤熬成者，误也。

方名：癫狂梦醒汤

癫狂一症，哭笑不休，詈骂歌唱，不避亲疏，许多恶态，乃气血凝滞，脑气与脏腑气不接，如同做梦一样。

处方：桃仁八钱　柴胡三钱　香附二钱　木通三钱　赤芍三钱　半夏二钱　腹皮三钱　青皮二钱　陈皮三钱　桑皮三钱　苏子四钱，研　甘草五钱　水煎服。

方歌：癫狂梦醒桃仁功，香附青柴半木通，

陈腹赤桑苏子炒，倍加甘草缓其中。

方名：龙马自来丹

处方：马钱子八钱　地龙八条，去土，焙干，为末　香油一斤　将香油入锅内熬滚，入马钱子炸之，待马钱子微有响爆之声，拿一个用刀切两半，看其内以紫红色为度，研为细末，再入前地龙末，和均，面糊为丸，绿豆大。每服吃三四分，临卧服，盐水送。若五六岁小儿，服二分，红糖水送。如不为丸，面子亦可服。如吃斋人，去地龙亦可。

治痫症，俗名羊羔风。每晚先服黄芪赤风汤一服，临卧服丸

药一服。吃一月后，不必服汤药，净吃丸药，久而自愈。愈后将丸药再吃一二年，可保除根，病源记前"脑髓说"中。

方名：黄芪赤风汤

处方：黄芪二两，生　赤芍一钱　防风一钱　水煎服，小儿减半。

治瘫腿，多用一分，服后以腿自动为准，不可再多。如治诸疮、诸病，或因病虚弱，服之皆效。无病服之，不生疾病，总书数篇，不能言尽其妙。此方治诸病皆效者，能使周身之气通而不滞，血活而不瘀。气通血活，何患疾病不除？

方名：黄芪防风汤

治脱肛，不论十年、八年，皆有奇效。

处方：黄芪四两，生　防风一钱　水煎服。小儿减半。

方名：黄芪甘草汤

治老年人溺尿，玉茎痛如刀割，不论年月深久，立效。

处方：黄芪四两，生　甘草八钱　水煎服。病重一日两服。

方名：木耳散

治溃烂诸疮，效不可言。不可轻视此方。

处方：木耳一两，焙干，研末　白沙糖一两，和匀　以温水浸如糊，敷之，缚之。此方与刺猬皮治遗精、抽葫芦治鼓症，义同。明此义，方可以学医。

方名：玉龙膏（即胜玉膏）

治跌打损伤，贴之颇效。

处方：香油一斤　白蔹　升麻　当归　川芎　连翘　银花　甲片　川乌　象皮各四钱　乳香一钱半，末　没药一钱半，末　轻粉三钱，末　冰片三分，末　麝香三分，末　白占　即白蜡，二两　将前九味药入油内炸枯色，去渣；入官粉三盒，离火；再入乳、没、粉、片、麝，搅均；再将白占投入于内，摊贴之。此膏去官粉，即糕子药，贴破烂诸疮，其效如神。

木耳散、王龙膏，溃烂诸疮，可靠之良方也，不可轻视。

药物药性及其功效

1. 黄芪

性味归经：味甘，性微温。归脾、肺经。

功能主治：补气升阳，固表止汗，利水消肿，生津养血，行滞通痹，托毒排脓，敛疮生肌。用于气虚乏力，食少便溏，中气下陷，久泻脱肛，便血崩漏，表虚自汗，气虚水肿，内热消渴，血虚萎黄，半身不遂，痹痛麻木，痈疽难溃，久溃不敛。

（1）炙黄芪

性味归经：味甘，性温。归肺、脾经。

功能主治：益气补中。用于气虚乏力，食少便溏。一般与党参等并用，主要用于补气。

（2）生黄芪

性味归经：味甘、性微温。归脾、肺经，为补气要药。

功能主治：一般保健或者治疗中使用的黄芪指的都是生黄芪。味甘，微温，具有补气固表、托疮生肌、利水的功效，主治气血虚弱、自汗、久泻脱肛、子宫脱垂、肾炎浮肿、蛋白尿、糖尿病、慢性溃疡等。

2. 独活

性味归经：味辛、苦，性微温。归肾、膀胱经。

功能主治：祛风除湿，痛痹止痛。用于风寒湿痹，腰膝疼痛，少阴伏风头痛，风寒挟湿头痛。

3. 砂仁

性味归经：味辛，性温。归脾、胃、肾经。

功能主治：化湿开胃，温脾止泻，理气安胎，主治湿浊中阻，脘痞不饥，脾胃虚寒，呕吐泄泻，妊娠恶阻，胎动不安。

4. 杜仲

性味归经：味甘微辛，性温。归肝、肾经。

功能主治：补肝肾，强筋骨，安胎，主治腰脊酸疼，足膝痿弱，小便余沥，阴下湿痒，胎漏欲堕，胎动不安，高血压。

5. 当归

性味归经：味甘、辛，性温。归肝、心、脾经。

功能主治：补血活血，调经止痛，润肠通便，主治血虚萎黄，眩晕心悸，月经不调，经闭痛经，虚寒腹痛，风湿痹痛，跌扑损伤，痈疽疮疡，肠燥便秘。酒当归活血通经，主治经闭痛经，风湿痹痛，跌扑损伤。

6. 秦艽

性味归经：味辛、苦，性平。归胃、肝、胆经。

功能主治：祛风湿，清湿热，止痹痛，主治筋脉拘挛，骨节酸痛，日晡潮热，小儿疳积发热。

7. 苍术

性味归经：味辛、苦，性温。归脾、胃、肝经。

功能主治：燥湿健脾，祛风散寒，明目，主治湿阻中焦，脘腹胀满，泄泻，水肿，脚气痿躄，风湿痹痛，风寒感冒，夜盲，眼目昏涩。

8. 五灵脂

性味归经：性温，味苦、咸、甘。归肝经。

功能主治：活血，化瘀，止痛，主治胸胁、脘腹刺痛，痛经，经闭，产后血瘀疼痛，跌扑肿痛，蛇虫咬伤。

9. 桃仁

性味归经：味苦、甘，性平。归心、肝、大肠经。

功能主治：活血祛瘀，润肠通便，止咳平喘，主治经闭痛经，癥瘕癥块，肺痈肠痈，跌扑损伤，肠燥便秘，咳嗽气喘。

10. 红花

性味归经：味辛，性温。归心、肝经。

功能主治：活血通经，去瘀止痛，主治经闭，癥瘕，难产，死胎，产后恶露不行、瘀血作痛，痈肿，跌扑损伤。

11. 前胡

性味归经：味苦、辛，性微寒。归肺、脾、肝经。

功能主治：疏散风热，降气化痰，主治感冒咳嗽、支气管炎及疖肿以及外感风热，肺热痰郁，咳喘痰多，痰黄稠黏，呃逆食少，胸膈满闷。

12. 赤芍

性味归经：味苦，性微寒。归肝经。

功能主治：清热凉血，散瘀止痛，主治热入营血，温毒发斑，吐血衄血，目赤肿痛，肝郁胁痛，经闭痛经，癥瘕腹痛，跌扑损伤，痈肿疮疡。

13. 云苓

性味归经：味甘、淡，性平。归心、肺、脾、肾经。

功能主治：利水渗湿，健脾，宁心，主治水肿尿少，痰饮眩悸，脾虚食少，便溏泄泻，心神不安，惊悸失眠。

14. 升麻

性味归经：味辛、甘，性微寒。归肺、脾、大肠、胃经。

功能主治：发表透疹，清热解毒，升阳举陷。主治时气疫疠，头痛寒热，喉痛口疮，斑疹不透，中气下陷，久泻久痢，妇女崩带，子宫下坠，痈肿疮毒等。

15. 香菇

性味归经：味甘，性平。归肝、胃经。

功能主治：扶正补虚，健脾开胃，祛风透疹，化痰理气，解毒，抗癌。主治正气衰弱，神倦乏力，纳呆，消化不良，贫血，佝偻病，高血压，高脂血症，慢性肝炎，盗汗，小便不禁，水肿，麻疹透发不畅，荨麻疹，毒菇中毒，肿瘤。

16. 牛膝

性味归经：味苦、甘、酸，性平。归肝、肾经。

功能主治：逐瘀通经，补肝肾，强筋骨，利尿通淋，引血下行。主治经闭，痛经，腰膝酸痛，筋骨无力，淋证，水肿，头痛，眩晕，牙痛，口疮，吐血，衄血。根入药，生用活血通经，主治产后腹痛，月经不调，闭经，鼻衄，虚火牙痛，脚气水肿；熟用，补肝肾，强腰膝，主治腰膝酸痛，肝肾亏虚，跌打瘀痛。兽医用治牛软脚症，跌伤断骨等。

17. 羌活

性味归经：味辛、苦，性温。入膀胱、肾经。

功能主治：解表散寒，祛风胜湿，止痛。主治风寒感冒，风寒湿痹，项强筋急，骨节酸疼，风水浮肿，痈疽疮毒。其性温，解表散寒、祛寒湿，用于外感风寒、头痛无汗、寒湿痹、上肢风湿疼痛。

18. 香附

性味归经：味辛、微苦、微甘，性平。归肝、脾、三焦经。

功能主治：疏肝解郁，理气宽中，调经止痛，主治肝郁气滞，胸胁胀痛，疝气疼痛，乳房胀痛，脾胃气滞，脘腹痞闷，胀满疼痛，月经不调，经闭痛经。

19. 天南星

性味归经：苦、辛，性温，有毒。归肺、肝、脾经。

功能主治：散风，祛痰，镇惊，止痛，主治中风麻痹，手足痉挛，头痛眩晕，惊风痰盛等病症。但直接从植物上摘取的种子和地下球茎不可服用，块茎入药，用途与半夏近似，有毒，内服慎用，误服严重者会导致死亡。

20. 天麻

性味归经：味甘，性平。归肝经。

功能主治：息风止痉，平抑肝阳，祛风通络，主治肝风内动，惊痫抽搐，眩晕，头痛，肢体麻木，手足不遂，风湿痹痛等。

21. 防风

性味归经：味辛、甘，性微温。归膀胱、肺、脾、肝经。

功能主治：祛风解表，胜湿止痛，止痉，主治外感表证，风疹瘙痒，风湿痹痛，破伤风，脾虚湿盛。此外，防风叶、防风花也可供药用。

22. 茯苓

性味归经：味甘、淡，性平。归心、肺、脾、肾经。

功能主治：利水渗湿，健脾，宁心。主治水肿尿少，痰饮眩悸，脾虚食少，便溏泄泻，心神不安，惊悸失眠。

23. 甘草

性味归经：味甘，性平。归心、肺、脾、胃经。

功能主治：补脾益气，清热解毒，祛痰止咳，缓急止痛，调和诸药。主治脾胃虚弱，倦怠乏力，心悸气短，咳嗽痰多，脘腹、四肢挛急疼痛，痈肿疮毒，可缓解药物毒性、烈性。

（1）炙甘草

性味归经：味甘，性平。入脾、胃、肺经。

功能主治：滋阴养血，益气通阳，复脉定悸，主治心阴阳两虚证。

（2）生甘草

性味归经：味甘，性平。入脾、胃、肺经。

功能主治：益气补中，缓急止痛，润肺止咳，泻火解毒，调和诸药。主治倦怠食少、肌瘦面黄、心悸气短、腹痛便溏、四肢挛急疼痛、咳嗽气喘、咽喉肿痛、痈疮肿痛、小儿胎毒及药物、食物中毒。

24. 半夏

性味归经：味辛，性温。归脾、胃、肺经。

功能主治：燥湿化痰，降逆止呕，消痞散结，主治湿痰寒痰，咳喘痰多，痰饮眩悸，风痰眩晕，痰厥头痛，呕吐反胃，胸脘痞闷等。

25. 桂枝

性味归经：味辛、甘，性温。归心、肺、膀胱经。

功能主治：发汗解肌，温通经脉，助阳化气，平冲降气。主治风寒感冒，脘腹冷痛，血寒经闭，关节痹痛，痰饮，水肿，心悸等。

26. 枳壳

性味归经：味苦、辛、酸，性微寒。归脾、胃经。

功能主治：理气宽中，行滞消胀，主治胸胁气滞，胀满疼痛，食积不化，痰饮内停，脏器下垂。

27. 五加皮

性味归经：味辛、苦，性温。肝、肾经。

功能主治：祛风湿，补益肝肾，强筋壮骨，利水消肿，主治风湿痹病，筋骨痿软，小儿行迟，体虚乏力，水肿，脚气。

28. 威灵仙

性味归经：味辛、咸，性温。归膀胱经。

功能主治：祛风湿，通经络，主治风湿痹痛，肢体麻木，筋脉拘挛，屈伸不利。

29. 续断

性味归经：味苦、辛，性微温。归肝、肾经。

功能主治：补肝肾，续筋骨，调血脉，主治腰背酸痛，足膝无力，痈疽疮肿，跌打损伤，胎漏，崩漏，带下，遗精，金疮，痔漏等。

30. 山萸肉

性味归经：味酸、涩、性微温。归肝、肾经。

功能主治：补肝肾，涩精气，固虚脱，主治腰膝酸痛，眩晕耳鸣，阳痿，遗精，小便频数，肝虚寒热，虚汗不止，心摇脉散。

31. 桂心

性味归经：味辛、甘，性大热。归肾、脾、心、肝经。

功能主治：补火助阳，引火归元，散寒止痛，温通经脉，主治阳痿宫冷，腰膝冷痛，肾虚作喘，虚阳上浮，眩晕目赤，心腹冷痛，虚寒吐泻，寒疝腹痛，痛经经闭。

32. 麦冬

性味归经：味甘，微苦，性微寒。归心、肺、胃经。

功能主治：养阴生津，润肺止咳，主治肺胃阴虚之津少口渴、干咳咯血，心阴不足之心悸易惊，以及热病后期热伤津液等。

33. 野苜蓿子

性味归经：味苦、涩，性平，无毒。归脾、胃、肾经。

功能主治：清脾胃，清湿热，利尿，消肿，主治尿结石，膀胱结石，水肿，淋症，消渴。

34. 当归

性味归经：味甘、辛，性温。归肝、心、脾经。

功能主治：当归，别名归身。全当归根略呈圆柱形，根上端称"归头"，主根称"归身"或"寸身"，支根称"归尾"或"归腿"，全体称"全归"。全当归既能补血，又可活血；当归身补血，当归尾破血。

35. 僵蚕（僵虫）

性味归经：味咸、辛，性平。归肝、肺、胃经。

功能主治：息风止痉，祛风止痛，化痰散结。主治肝风夹痰，惊痫抽搐，小儿急惊，破伤风，中风口㖞，风热头痛，目赤咽痛，风疹瘙痒，发颐疔腮。

36. 轻粉

性味归经：味辛，性寒。归大肠、小肠经。

功能主治：外用具有杀虫、攻毒、敛疮之功效；内服具有祛痰消积、逐水通便之功效。外治用于疥疮，顽癣，臁疮，梅毒，疮疡，湿疹；内服用于痰涎积滞，水肿臌胀，二便不利。

37. 冰片

性味归经：气清香，味辛、苦，性微寒。归心、脾，肺经。

功能主治：清香宣散，具有开窍醒神，清热散毒，明目退翳。主治热病高热神昏，中风痰厥惊痫，暑湿蒙蔽清窍，喉痹耳聋，口疮齿肿，疮痈痔痔，目赤肿痛，翳膜遮睛。通诸窍，散郁火，去翳明目，消肿止痛，清热散毒，散火解毒。治乳腺结块，中风口噤，热病神昏，惊痫痰迷，气闭耳聋，喉痹，口疮，中耳炎，痈肿，痔疮，目赤翳膜，蛲虫病。

38. 金银花

性味归经：味甘，性寒。归肺、心、胃经。

功能主治：清热解毒，炒炭凉血止血，主治外感风热，温病发热，热毒血痢，痈肿疔疮，喉痹，以及多种感染性疾病。

39. 天花粉（花粉）

性味归经：味甘、微苦，性微寒。归肺、胃经。

功能主治：清热泻火，生津止渴，消肿排脓，主治热病烦渴，肺热燥咳，内热消渴，疮疡肿毒。

40. 白芷

性味归经：味辛，性温。归肺、脾、胃经。

功能主治：以根入药，有祛风除湿、排脓生肌、活血止痛之功效。主治风寒感冒、头痛、鼻炎、牙痛。赤白带下、痈疽肿毒等，亦可作香料。

41. 小茴香

性味归经：味辛，性温。归肝、肾、脾、胃经。

功能主治：散寒止痛，理气和胃，盐小茴香有暖肾散寒止痛的功效。用于寒疝腹痛，睾丸偏坠，痛经，少腹冷痛，脘腹胀痛，食少吐泻。

42. 炒姜

性味归经：味辛，性微温。归肺、脾、胃经。

功能主治：提神降温，健脾开胃，驱寒止痛。

43. 山药

性味归经：味甘，性平。归肺、脾、肾经。

功能主治：健脾，补肺，固肾，益精，主治脾虚泄泻，久痢，虚劳咳嗽，消渴，遗精、带下，小便频数。

44. 炒蒲黄

性味归经：味甘，性平。归肝、心包经。

功能主治：止血，化瘀，通淋，主治吐血，衄血，咯血，崩漏，外伤出血，经闭痛经，胸腹刺痛，跌仆肿痛，血淋涩痛。

45. 莲肉（莲子）

性味归经：味甘、涩，性平。归脾、肾、心经。

功能主治：具有补脾止泻、止带、益肾涩精、养心安神之功效。主治脾虚泄泻，带下，遗精，心悸失眠。

46. 三棱

性味归经：味辛、苦，性平。归肝、脾经。

功能主治：破血行气，消积止痛。主治癥瘕痞块，痛经，瘀血经闭，胸痹心痛，食积胀痛。

47. 藜芦

性味归经：味辛、苦，性寒，有毒。归肝、肺、胃经。

功能主治：涌吐风痰，杀虫，主治中风痰壅，癫痫，疟疾，疥癣，恶疮。

48. 川芎

性味归经：味辛，性温。入肝、胆经。

功能主治：行气开郁，祛风燥湿，活血止痛，主治风冷头痛，胁痛腹疼，月经不调，经闭痛经，胸胁刺痛，跌仆肿痛，风湿痹痛。

49. 白通草（大通草）

性味归经：味甘、淡，性微寒。归肺、胃经。

功能主治：清热利尿，通气下乳。主治湿温尿赤，淋病涩痛，水肿尿少，乳汁不下，小便不利，目昏鼻塞。

50. 贝母

性味归经：味苦、甘，性微寒。归肺、心经。

功能主治：润肺，主治肺热咳嗽，干咳少痰，阴虚劳嗽，咯痰带血。

51. 瓜蒌仁（栝蒌实）

性味归经：味甘、微苦，性寒。归肺、胃、大肠经。

功能主治：清热化痰，宽胸散结，润肠通便，主治肺热咳嗽，痰浊黄稠，胸痹心痛，乳痈、肺痈、肠痈肿痛。

52. 蒲公英

性味归经：味苦、甘，性寒。归肝、胃经。

功能主治：清热解毒，消肿散结，利尿通淋，主治疔疮肿毒，乳痈，瘰疬，目赤，咽痛，肺痈，肠痈，湿热黄疸，热淋涩痛。

53. 熟地

性味归经：味甘，性微温。归肝、肾经。

功能主治：滋阴，补血，主治阴虚血少，腰膝痿弱，劳嗽骨蒸，月经不调，遗精，崩漏，消渴，溲数，耳聋，目昏。

54. 海沉香（海南沉香）

性味归经：味辛、苦，性微温。归脾、胃、肾经。

功能主治：具有行气止痛、温中止呕、纳气平喘之功效，常用于治疗胸腹胀闷疼痛，胃寒呕吐呃逆，肾虚气逆喘急。

55. 檀香

性味归经：味辛，性温。归脾、胃、心、肺经。

功能主治：行气温中，开胃止痛，用于寒凝气滞，胸膈不舒，胸痹心痛，脘腹疼痛，呕吐食少。

56. 细辛

性味归经：味辛，性温，微毒。归心、肺、肾经。

功能主治：解表散寒，祛风止痛，通窍，温肺化饮，主治风寒感冒，风湿痹痛，肺寒咳嗽，头痛，牙痛，鼻渊。

57. 人参

性味归经：味甘、微苦，性温、平。归脾、肺、心经。

功能主治：补气，固脱，生津，安神，益智，用于体虚欲脱，肢冷脉微，脾虚食少，肺虚喘咳，津伤口渴，内热消渴，久病虚羸，惊悸失眠，阳痿宫冷，心力衰竭，心原性休克，气短喘促，心悸健忘，口渴多汗，食少无力，劳伤虚损，食少倦怠，反胃吐食，大便滑泄，虚咳喘促，自汗暴脱，惊悸健忘，眩晕头痛，阳痿尿频，妇女崩漏，小儿慢惊，久虚不复，一切气血津液不足等症。

58. 桔梗

性味归经：味苦、辛，性平。归肺经。

功能主治：宣肺，利咽，祛痰，排脓，主治咳嗽痰多，胸闷不畅，咽痛音哑，肺痈吐脓。

59. 黄精

性味归经：味甘，性平。归脾、肺、肾经。

功能主治：补气养阴，健脾，润肺，益肾，常用于治疗脾胃气虚，体倦乏力，胃阴不足，口干食少，肺虚燥咳，劳嗽咳血，精血不足，腰膝酸软，须发早白，内热消渴。

60. 知母

性味归经：味苦，性寒。归肺、胃、肾经。

功能主治：清热泻火，滋阴润燥，主治热病烦渴，肺热燥咳，骨蒸潮热，内热消渴，肠燥便秘。

61. 肉苁蓉

性味归经：味甘、酸、咸，性温。归肾、大肠经。

功能主治：补肾，益精，润燥，滑肠，主治男子阳痿，女子不孕，带下，血崩，腰膝冷痛，血枯便秘。

62. 淫羊藿

性味归经：味甘、辛，性温。归肝、肾经。

功能主治：补肾阳，强筋骨，祛风湿，主治肾阳虚衰所致阳痿遗精、筋骨痿软、风湿痹痛、麻木拘挛，是临床常用中药。

63. 白及

性味归经：味苦、甘、涩，性微寒。归肺、肝、胃经。

功能主治：收敛止血，消肿生肌，主治咯血，吐血，外伤出血，疮疡肿毒，皮肤皲裂。

64. 黄连

性味归经：味苦，性寒。归心、脾、胃、肝、胆、大肠经。

功能主治：清热燥湿，泻火解毒。主治湿热痞满，呕吐吞酸，高热神昏，心火亢盛，心烦不寐，心悸不宁，血热吐衄，痈肿疔疮，目赤，牙痛，消渴，泻痢，黄疸；外治湿疹，湿疮，耳道流脓。

65. 黄芩

性味归经：味苦，性寒。归肺、胆、脾、大肠、小肠经。

功能主治：清热燥湿，泻火解毒，止血，安胎，主治湿温、暑湿，胸闷呕恶，湿热痞满，泻痢，黄疸，肺热咳嗽，高热烦渴，血热吐衄，痈肿疮毒，胎动不安。

66. 土当归（活血草）

性味归经：味辛，性温。归肝、肾经。

功能主治：除风和血，辛散温痛，主治关节肿痛，闪挫。

67. 芍药（白芍）

性味归经：味苦、酸，性微寒。归肝、脾经。

功能主治：养血调经，敛阴止汗，柔肝止痛，平抑肝阳，主治血虚萎黄，月经不调，自汗，盗汗，胁痛，腹痛，四肢挛痛，头痛眩晕。

68. 牡丹皮

性味归经：味苦、辛，性微寒。归心、肝、肾经。

功能主治：清热凉血，活血化瘀，主治温毒发斑，吐血衄血，夜热早凉，无汗骨蒸，经闭痛经，痈肿疮毒，跌扑伤痛等。

69. 高良姜

性味归经：味辛，性热。归脾、胃经。

功能主治：温胃止呕，散寒止痛，主治脘腹冷痛，胃寒呕吐，嗳气吞酸。

70. 益智子

性味归经：味辛，性温。归脾，肾经。

功能主治：温脾，暖肾，固气，涩精，主治冷气腹痛，中寒吐泻，多唾，遗精，小便余沥，夜多小便。果实供药用，有益脾胃、理元气、补肾虚滑沥的功用。治脾胃（或肾）虚寒所致泄泻，腹痛，呕吐，食欲不振，唾液分泌增多，遗尿，小便频数等症。

71. 补骨脂

性味归经：为苦、辛，性温。归肾、脾经。

功能主治：补肾壮阳，固精缩尿，温脾止泻，纳气平喘，主治肾虚腰痛，小便频数，小儿遗尿，肾虚阳痿，腰膝酸软冷痛，肾虚遗精，尿频等。

72. 地黄

（1）鲜地黄

性味归经：味甘、苦，性寒。归心、肝、肾经。

功能主治：清热生津，凉血，止血，用治热病伤阴，舌绛，烦渴，温毒发斑，吐血，衄血，咽喉肿痛。

（2）生地黄

性味归经：味甘，性寒。归心、肝、肾经。

功能主治：清热凉血，养阴生津，用治热入营血，温毒发斑，吐血，衄血，热病伤阴，知绛烦渴，津伤便秘，咽喉肿痛。

（3）熟地黄

性味归经：味甘，性微温。归肝、肾经。

功能主治：补血滋阴，益精填髓，用治血虚萎黄，心悸怔忡，月经不调，崩漏下血，腰膝酸软，骨蒸潮热，盗汗遗精，内热消渴，眩晕，耳鸣，须发早白。

73. 半夏

性味归经：味辛，性温。归脾、胃、肺经。

功能主治：燥湿化痰，降逆止呕，消痞散结，用治湿痰寒痰，咳喘痰多，痰饮眩悸，风痰眩晕，痰厥头痛，呕吐反胃，胸脘痞闷，梅核气；外用治痈肿痰核。

74. 五味子

性味归经：味酸、甘，性温。归肺、心、肾经。

功能主治：收敛固涩，益气生津，补肾宁心，常用治久嗽虚喘，梦遗滑精，遗尿尿频，久泻不止，自汗盗汗，津伤口渴，内热消渴，心悸失眠。

75. 何首乌

性味归经：味苦、甘、涩，性微温。归肝、肾经。

功能主治：补益精血。制首乌功善补肝肾、益精血、乌须发，用治久疟，痈疽，瘰疬，肠燥便秘；生首乌有截疟、解毒、润肠通便之效。

76. 菖蒲（白菖蒲）

性味归经：味苦、辛，性温。

功能主治：化痰，开窍，健脾，利湿，用治癫痫，惊悸健忘，神志不清，湿滞痞胀，泄泻痢疾，风湿疼痛，痈肿疥疮。

77. 姜

（1）生姜

性味归经：味辛，性微温。归肺、脾、胃经。

功能主治：解表散寒，温中止呕，温肺止咳，解毒，用治风寒感冒，脾胃寒症，胃寒呕吐，肺寒咳嗽，解鱼蟹毒。

（2）干姜

性味归经：味辛，性热。归脾、胃、肾、心、肺经。

功能主治：温中散寒，回阳通脉，温肺化饮，用治脘腹冷痛，呕吐泄泻，肢冷脉微，寒饮喘咳。

78. 马齿苋

性味归经：味酸，性寒。归肝、大肠经。

功能主治：清热解毒，凉血止血，止痢，用治热毒血痢，痈肿疔疮，蛇虫咬伤，崩漏下血，湿疹，丹毒，便血，痔血。

79. 百合

性味归经：味甘，性寒。归心、肺经。

功能主治：养阴润肺，清心安神，常用治阴虚燥咳，劳嗽咳血，虚烦惊悸，失眠多梦，精神恍惚。

脉　诊

十怪脉的脉象与主病

	脉名	脉象	寿命	所绝之脏
七绝脉	雀啄	脉急而数，脉律不齐，止而复始，如雀啄之状	雀啄脉，醒者十一日死，困者六七日死	脾脏气绝
	屋漏	脉来极慢，很久一跳，间歇不匀，如庙后屋漏滴水，很久一滴	屋漏之脉，七八日死	
	弹石	脉沉实，促而坚，有如手指弹石	弹石、解索，预后多不良	肾气将绝
	解索	脉跳疏勿密，脉律齐乱，如解索绳		
	鱼翔	脉在皮肤，似有似无，如鱼之翔，头定而尾摇	鱼翔之脉，当以死断	命门气绝
	虾游	脉跳时，隐隐约约如虾游水面，隐然不动，去时忽然一跃，继而消失	虾游脉，醒者七日死，困者三日死	
	釜沸	脉浮最之极，又出无入，如水沸腾，又曰泉涌，息数俱无	釜沸之脉，朝见夕死	膀胱气绝
三怪脉	循刀	脉弦细紧急，如手触刀刃，其数无准	循刀见之，日月难引	肝气绝
	转豆	脉来如豆转，来去捉摸不定，并无息数	脉见转豆，其死可立待	心气绝
	麻促	脉急促凌乱，细微至甚，又曰麻子	麻促之脉，轻者三日死，重者一日殂	肺气绝

二十八脉的鉴别与主病

鉴 别			主病
以浮沉分	浮脉类	浮脉：脉浮于表，轻按即及	主表证
		洪脉：浮而有力	主热盛
		芤脉：浮而无力	主失血、伤阴
		革脉：芤而带弦	主精血虚寒
		濡脉：浮而细软	主湿、虚
	沉脉类	沉脉：浮取不显，重按始及	主里证
		伏脉：伏沉之极	主厥证、痛极
		牢脉：沉而有力	主阴寒、癥瘕积聚
以至数分	迟脉类	迟脉：一息三至 （脉搏 40 ~ 60 次 / 分）	主寒
		缓脉：一息四至 （脉搏 60 ~ 80 次 / 分）	主脾虚、主湿
	数脉类	数脉：一息六至 （脉搏 90 ~ 120 次 / 分）	主热证
		疾脉：一息七至 （脉搏 100 ~ 140 次 / 分）	主热极、元气将脱
		动脉：数见关中，滑数有力	主痛、主惊
以脉形分	细弱微脉	细脉：沉细如丝，始终不断	主气血虚
		弱脉：沉细而软，搏动无力	主病久虚弱，气血不足
		微脉：浮取极细，沉取如绝，似有似无，至数不明	主亡阴及气血虚
	长短脉类	长脉：超过寸关尺三部	主实证
		短脉：不满寸关尺三部	主气血虚损

续表

鉴　别			主病
以脉形分	滑涩脉类	滑脉：搏动流利	主痰饮、宿食、实热、血少
		涩脉：脉来滞涩，极不流利	主气滞、血瘀、精伤
	弦紧脉类	弦脉：如按琴弦	主肝胆、痰饮、诸痛
		紧脉：数而弦急	主寒、主痛
	虚实脉类	虚脉：三部浮聚无力，按之空虚	主虚证
		实脉：三部浮聚，沉按有力	主实证
以脉律分	脉律不齐	促脉：脉数，时一止	主阳盛、热极
		结脉：脉迟，时一止	主阴盛、气结
		代脉：脉缓，时一止，止有常数	主脏气衰微
		散脉：脉浮而大，涣散不及	主脏腑元气将绝

附　录

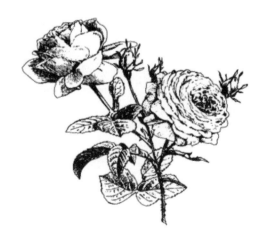

药物别名索引

别名	通用名
地龙子	蚯蚓
寸冬	麦冬
辛红	银朱
九地	熟地黄
银胡	银柴胡
山枝子	山栀子
潮脑	樟脑
条芩	黄芩
三根	老虎七
钮子七	现通用名珠儿参，又名扣子七
破故纸、故纸	补骨脂
七爪红、七爪橘红	化橘红
紫油朴	厚朴
蜜双皮	蜜炙桑白皮
江米	糯米
贡术	白术
牛子	牛蒡子
连壳	连翘
西角	犀角
玉片	槟榔，另名大腹子、海南子、大白

续表

巴霜、巴双	巴豆霜
别甲	鳖甲
吴芋子	吴茱萸
白芡	芡实
上贝母	浙贝母
地蟮、苏土鳖	土鳖虫
钩丁	钩藤
黄香	松香
全虫	全蝎
僵虫	僵蚕
芎穷	川芎
玉金	郁金
广皮	广陈皮
血力、血力花	血竭
牙皂	猪牙皂
伏龙肝	灶心土
地蚤婆	鼠妇
斑毛	斑蝥
鹿寿茶	鹿衔草，又称绿寿茶、录叶七
煨姜	炮姜
木别子	木鳖子
白信	人言、砒石、白砒
石花	地衣
龙黄	硫黄
月石	硼砂
大救驾	葫芦七、荷叶七、山紫菀

续表

白占	虫白蜡
官粉	铅粉
古月	胡椒
胡茄子	曼陀罗子
猴姜	骨碎补
黄丹	铅丹、广丹
禹二花	金银花
脑子	龙脑、冰片
通大海	胖大海
青果	橄榄，又名西青果
桂心、官桂	肉桂
虾蟆草	蛤蟆草
灯芯	灯心草
冬花	款冬花
花粉	天花粉
豆蔻	肉豆蔻
决明	石决明
山甲、川山甲	穿山甲
元胡、元胡索	延胡索
杭芍	杭白芍
银花	金银花
胶珠	阿胶珠
风藤	海风藤
元寸	麝香
蒙花	密蒙花
元明粉	玄明粉

续表

川军	大黄
酒军	熟大黄
栀仁	栀子仁
元参	玄参
兰叶	佩兰叶
胆草	龙胆草
山芋肉	山茱萸
雄精、明雄	雄黄
莲肉、湖莲	莲子
元肉	龙眼肉
竹园荽	海金沙
前草	车前草
甜大云	肉苁蓉
川补	厚朴
灵脂	五灵脂
文术	莪术
胆星	胆南星
良姜	高良姜
北芪	黄芪
牵牛、二丑、黑丑	牵牛子
正淮山	怀山药
正川七	三七
白蔻	白豆蔻
灵仙	威灵仙
血余	血余炭
五味	五味子

续表

扁豆	白扁豆
土狗子	蝼蛄
米珠	山根
侧柏	侧柏叶
丹皮	牡丹皮
萸肉	山萸肉
大党	党参
王不留	王不留行
芸苔	芸薹
草蔻	草豆蔻
粉草	甘草
枣仁	酸枣仁
石决	石决明
男星	天南星
竹黄	天竺黄
菖蒲	石菖蒲
腹皮	大腹皮
桑皮	桑白皮
茴香	小茴香

剂量换算

由于古代度量衡计量方法的变迁，各个时期的中药剂量换算方法有所不同。本书剂量请参照"近代/大陆"换算方法。

汉代：

1 斤 = 16 两 = 248 克（约等于 250 克）

1 两 = 24 铢 = 15.5 克（约等于十五克）

1 铢 = 0.625 克

一方寸匕：金石类药约 2 克，草木类药约 1 克。

1 升 = 10 合 = 200 毫升

1 合 = 20 毫升

唐宋：

唐宋医药按古制，换算方法同汉代。

明清：

1 斤 = 16 两 = 600 克

1 两 = 37.5 克

近代：

1. 港台地区：换算方法同明清。

2. 大陆：

1 斤 = 16 两 = 500 克

1 两 = 10 钱 = 30 克

1 钱 = 10 分 = 3 克

1 分 = 0.3 克

现代：

1 千克（公斤）= 2 斤 = 1000 克

1 斤 = 10 两 = 500 克

1 两 = 10 钱 = 50 克